最新 保育士養成講座

第**8**巻

■

子どもの食と栄養

『最新　保育士養成講座』総括編纂委員会／編

全国社会福祉協議会

本書はテキストという性格上、歴史的事実等の表現は当時のままであること、また医学的表現等は学術用語として用いられていることをお断りさせていただきます。

刊行にあたって

■

　保育士とは、「第18条の18第1項の登録を受け、保育士の名称を用いて、専門的知識及び技術をもって、児童の保育及び児童の保護者に対する保育に関する指導を行うことを業とする者」（児童福祉法第18条の4第1項）をいいます。この場合の「児童」とは、18歳未満の者をさしています。また、「保育」については、「養護及び教育（学校教育を除く）を行うことをいう」（児童福祉法第6条の3第7項を一部変更）と規定されています。つまり、保育士は、以下の3つの業務を行う専門職ということになります。

① 「就学前児童の保育」early childhood care & education（いわゆるエデュケア）

② 「18歳未満の児童の保育」childcare work（いわゆるケアワーク）

③ 「児童の保護者に対する保育に関する指導」（保育指導業務、技術体系としては「保育相談支援」の専門性）

　平成31（2019）年度保育士養成校入学生から、新しい保育士養成課程が導入されることとなりました。上記の業務を遂行する専門職を養成する新保育士養成課程において、最も中核となる科目（原理と内容）を選定すると以下の科目となります。この6～7科目が、保育士養成課程における最も大切な科目といえ、これらの科目は保育士養成に固有の科目で、他の専門職が学ばない中核的な科目となります。

① 就学前の児童の養護と教育が一体となった保育：保育原理、保育内容総論

② 18歳未満の児童の保育・養育・養護・育成支援・発達支援など：社会的養護Ⅰ、社会的養護Ⅱ・障害児保育

③ 保育指導：子ども家庭支援論、子育て支援（保育相談支援）

　新しい保育士養成課程の導入は、前回の養成課程導入後10年を経て、その間の保育・保育士をめぐる動向をふまえたものとなります。この間、18歳未満の保育のあり方には、大きな変革がありました。制度的には、

平成27(2015)年度から子ども・子育て支援新制度が創設され、平成28(2016)年の改正児童福祉法では、「児童の権利に関する条約」の精神が盛り込まれるなど、子ども家庭福祉の理念が現代社会のありようを反映し、明確化されました。

　また、各種支援のための政府の指針も多く発出されています。保育士業務に深く関わるものとしては、平成24(2012)年3月の児童養護施設運営指針等の社会的養護関係施設運営指針の発出、平成27(2015)年3月の放課後児童クラブ運営指針、同年4月の放課後等デイサービスガイドラインの発出、平成29(2017)年7月の児童発達支援ガイドラインの発出などがあります。さらに、同年3月31日には、新しい保育所保育指針、幼保連携型認定こども園教育・保育要領、幼稚園教育要領の改定版が告示され、平成30(2018)年度から施行されています。

　なかでも、保育所保育指針改正では、年齢層ごとの保育のねらいおよび内容の明確化、幼児期の教育の積極的な位置づけ、養護に関する基本的事項の明記などが盛り込まれています。これらを受けた養成課程改正では、今後の保育士に必要とされる専門的知識および技術、さらには専門職としての倫理を念頭に置きつつ、保育士養成課程を構成する教科目の名称や授業形態、単位数に加え、目標や教授内容について改訂が進められました。それにともない、保育士試験科目の改定も行われています。

　『最新　保育士養成講座』シリーズの始まりは、昭和38(1963)年にさかのぼります。それから半世紀以上が経ちました。この間、全国社会福祉協議会では、保育士試験受験者、保育士養成校の学生に向けたテキストを発刊し続けてきました。そして、今回、これまでの『新　保育士養成講座(全12巻)』の全面改訂版として、『最新　保育士養成講座(全10巻)』を発刊することといたしました。

　保育所保育指針では、保育士の力量を倫理、知識、技術、判断の4点に整理しています。このなかでは専門職としての価値や倫理が根底となります。それらを基盤として、専門的知識、専門的技術が獲得されていきます。そして、それらのすべてが統合された専門性が「判断」として生きて

くることとなります。保育士はこうした専門性を生かし、以下の4つの立ち位置を縦横に駆使しつつ、子どもと親とのよりよい関係の構築や子どもの発達の保障に取り組む専門職といえるのです。

・親と子の間に介在し、よりよい親子関係の形成に寄与する

・子どもとの応答的な関係を取り結び、子どもの安全基地となる

・子ども同士の間に介在し、仲立ちをし、子ども同士の民主的な人間関係の取り結びを支援する

・子ども同士がきまりを守りつつ自主的に活動する場を見守り、必要に応じて介入する

このような期待に応えることのできる保育士養成のため、この『最新保育士養成講座』は、編著者一同、心を傾けて執筆しています。本テキストが、保育士をめざす方々やその関係者に広く活用されることを心から願っています。

平成31(2019)年1月

『最新　保育士養成講座』総括編纂委員会

委員長　柏女霊峰

目　次

刊行にあたって

序　章　保育における「子どもの食と栄養」 ………… 1
第1節　「子どもの食と栄養」を学ぶ意義 ……………… 2
第2節　本書で取りあげる範囲と目標、課題 …………… 3

第1章　子どもの健康と食生活の意義 …………… 7
第1節　子どもの心身の健康と食生活 ………………… 8
　1　児童福祉と子どもの健康支援 …………………… 8
　2　健康とは何か ……………………………………… 10
　3　子どもの心身の健康の確保・増進と食生活 …… 13
第2節　子どもの食生活の現状と課題 ………………… 16
　1　国民健康・栄養調査からみた食品・栄養素等摂取状況 … 16
　2　朝食欠食 …………………………………………… 20
　3　生活リズムと食事 ………………………………… 23
　4　食事環境 …………………………………………… 24

第2章　栄養に関する基本的知識 ……………… 27
第1節　栄養の基本的概念と栄養素の種類と機能 …… 28
　1　栄養と栄養素 ……………………………………… 28
　2　栄養素の消化・吸収 ……………………………… 28
　3　栄養素の種類と働き ……………………………… 31
　4　水分代謝 …………………………………………… 41
　5　エネルギーの摂取と消費 ………………………… 41
第2節　食事摂取基準と献立作成・調理の基本 ……… 46
　1　食事摂取基準 ……………………………………… 46
　2　献立作成と調理の基本 …………………………… 55

第3章　子どもの発育・発達と食生活 ………… 61
第1節　乳児期の心身の特徴と食生活の関係 ………… 62
　1　乳児期の栄養・食生活の特徴 …………………… 62
　2　乳児期の食べる機能、食行動の変化 …………… 62
　3　乳汁栄養 …………………………………………… 63

第2節	離乳の意義とその実践	79
	1 離乳と離乳食	79
	2 離乳食づくり	83
第3節	乳児期の栄養上の問題と健康への対応	93
第4節	幼児期の心身の発達と食生活	95
	1 身体機能の発達と精神発達の特徴	95
	2 幼児期の栄養と食事摂取基準	99
	3 間食（おやつ）の意義と提供の仕方	102
	4 幼児期の食行動への対応	103
第5節	学童期の心身の発達と食生活	107
	1 学童期の身体・精神的発達	107
	2 学童期の食生活と学校給食	108
	3 食生活上の問題への対応	117
第6節	生涯発達と食生活	124
	1 「栄養」という営みの重要性	124
	2 ライフサイクルチェーンの栄養とDOHaD	
	──特に若い女性の食生活の現状と課題	124
	3 生涯発達における食生活の変化──国民健康・栄養調査から	
		127
	4 生涯発達における栄養・食生活の課題	134

第4章　食育の基本と内容 139

第1節	食育における養護と教育の一体性	140
	1 食育の推進における保育所の位置づけ	140
	2 保育所保育指針における食育の位置づけ	140
	3 保育所における養護と食育	142
第2節	食育の内容と計画および評価	145
	1 食育の目標	145
	2 食育の内容	147
	3 計画の作成	148
	4 計画の評価と改善	156
第3節	食育のための環境	157
	1 食育のための環境	157
	2 食事提供に関わる環境	157
第4節	地域の関係機関や職員間の連携	158
	1 地域の関係機関との連携	158
	2 職員間の連携と職員の資質向上	160
第5節	食生活指導および食を通じた保護者への支援	162
	1 食生活の指導	162

| | 2 食を通じた保護者への支援 | 163 |

第5章　家庭や児童福祉施設における食事と栄養 …… 167

第1節	家庭における食事と栄養	168
	1 家庭における食生活の現状と課題	168
	2 家庭での食育	174
第2節	児童福祉施設における食事と栄養	175
	1 児童福祉施設の形態と給食	175
	2 児童福祉施設における食事の役割	176
	3 児童福祉施設における食事の提供	177
	4 施設別の食事と栄養	181

第6章　特別な配慮を要する子どもの食と栄養 ……… 191

第1節	疾患および体調不良の子どもへの対応	192
	1 保育所での食事提供における個別対応	192
	2 体調不良児と病児・病後児への対応	193
	3 摂食行動に慢性的な問題がある子ども	196
	4 慢性疾患により特別な食餌療法が必要な子どもへの対応	198
第2節	食物アレルギーのある子どもへの対応	199
	1 食物アレルギーとは何か	200
	2 保育所での食物アレルギー対応	201
	3 食物アレルギーのある子どもの生活への配慮	206
第3節	障害のある子どもへの対応	207
	1 障害の特徴と食生活	207
	2 障害のある子どもの食生活の実際	209

項目索引 …………………………………………………………………… 222

序章

保育における「子どもの食と栄養」

「子どもの食と栄養」を学ぶ意義

　今日、私たちを取り巻く生活環境、社会環境は、少子高齢化などが進み、以前とは様変わりし、一人ひとりの価値観が多様化している。また、夜型化の進行による朝食欠食、孤食や個食などの食習慣の乱れや、女性の就労の増加による食の外部化、不適切なダイエットに起因する若い女性の栄養不足による低体重（やせ）の増加など、健康を阻害する要因も多く存在し、これらの影響はおとなのみならず子どもにまで及んでいる。さらに、食生活に関するさまざまな情報が氾濫し、それらに翻弄されている人もいる。特に近年は、食生活に対して興味・関心が高く健康志向の強い人たちと、食に無関心で健康にも無頓着な人たちの二極化が進んでいる。このような社会的背景をふまえ、あらためて子どもの食生活について考えてみる。

　子どもの食生活は、健全な発育・発達に影響するばかりか、将来の肥満、２型糖尿病、高血圧や循環器疾患などと関連があると近年報告されている。また、乳幼児期には味覚や食嗜好の基礎も培われ、これらは将来の食習慣にも影響を与えるという。そこで、この時期の食生活や栄養については、生涯を通じた健康の維持・増進という長期的な視点に立脚した栄養管理と食育が必要であり、子どもたちには適切な食事を、好ましい環境のもとに提供することがきわめて重要である。

　子どもについての国の取り組みとして、従来の保育所保育指針（以下、保育指針）は平成29(2017)年３月に厚生労働省告示として改正され、平成30(2018)年度から実施されている。新しい保育指針では、子どもの保育とともに入所児童の保護者だけでなく、地域の子育て家庭への支援を行うことが示されている。子育てにおいて、保護者の食に関する不安・心配は多く、食生活に関する悩みなどが子育て不安の一因ともなるので、保育所における食生活支援は今後ますます重要度を増していくと思われる。

　保育士が果たすべき役割については、子どもやその保護者に

一方的に専門知識や技術を提供し、指導することにとどまらない。専門知識や技術を介して、子どもやその保護者の自己決定や行動変容を支援することも求められている。そのためには、保育士は確実な基礎的知識・技術に支えられた応用力を備え、保育の専門職としての親子支援の役割を的確に果たすことのできる能力の育成が不可欠である。

『最新 保育士養成講座』第8巻「子どもの食と栄養」は、子どもたちの心と体の健康を、食生活や栄養の分野から維持・増進させることを目的とした学問分野であり、また、学んだ知識を、保育の実践的活動へと発展させていくことが求められている。子どもは日々、発育・発達しており、おとなの体を小さくしたものではない。

本書では、このような発育・発達のめざましい時期の子どもの食生活と栄養の特性について学んでいくとともに、自己の食への意識や食生活を省み、適切な食生活を実践する力を養っていく。

第2節 本書で取りあげる範囲と目標、課題

本書では、ライフステージの乳児期、幼児期、学童期の心身の発達と食生活、および生涯発達と食生活の関連についての基本的理論、知育、徳育、体育の基礎となる食育の基本とその内容、家庭や児童福祉施設における食事と栄養、特別な配慮を要する子どもの食と栄養について、体系的に理解することをめざす。また、学んだ知識を実際の保育現場で実践し発展させるような力も養う。そのためには、次のことに留意して学習を進めていくことが望まれる。

❶成長・発達期にある子どもについての理解を深める
・子どもの栄養・食生活は、生命の維持とともに発育という大きな特性がある。これは、代謝機能、消化・吸収機能、エネルギーや栄養素などの必要量にも影響し、一般成人と異なる

さまざまな特徴を有し、心も発達していく時期にある。そこで、子どもの保育にあたる専門職種である保育士は、子どもの体と心の発達を十分に理解したうえで保育に臨むことが求められる。

・成長は継続的なものであり、その月だけの成長をみて、「点」としての評価は慎まなければならない。出生時からの変化をとらえるために成長曲線を描き、「点」を「線」につなげ、その変化にともなう健康状態・栄養状態・社会的環境などを考慮しながら「面」に広げて、総合的に子どもをとらえていく。

・個人差がおとなよりも大きいことを念頭に置き、月齢・年齢だけで判断することなく、その子どもの全体をみられるようにする。

❷栄養に関する基本的知識を身に付ける

・順調な発育・発達や健康の保持・増進には、どのような食べ物をどれだけ、どのように摂取するかが問題になる。そのためには、食べ物に含まれている栄養素が、体の中でどのように代謝されているかを理解する必要がある。

・各ライフステージにおいて、必要なエネルギーや栄養素についての理解を深め、適切な食生活が送れる支援ができるようになることをめざす。

❸各ライフステージの栄養・食生活の特徴を理解する

・乳児期の授乳・離乳の意義、幼児期・学童期の心身の発達と食生活について、それぞれの時期の特徴を把握する。さらに、生涯発達のなかで各ライフステージの栄養・食生活の状況が、発育・発達にどのような影響を及ぼすかについて認識する。

・身体のさまざまな組織や器官には発育・発達に一番適した時期があり、その時期を逃すと本来の発育・発達が望めなくなることもある。そこで、各時期に最もふさわしい支援が行えるような力を養う。

❹食育の基本と内容について理解する

・近年、社会・環境の変化、家庭の変化、子どもの変化などにより、食に関するさまざまな問題が増加しており、食育の必

要性が増している。そこで、食育基本法をふまえ、食育の重要性を認識する。

・厚生労働省「楽しく食べる子どもに〜保育所における食育に関する指針〜」（2004年）の目標にある「健康で質の高い生活を送る基本としての『食を営む力』の育成に向け、その基礎を培うこと」をめざして、具体的な食育の実践ができるようにする。

・食育は、日常生活のなかに位置づけられるもので、遊び、食事、睡眠などをとおして、習慣化され、定着が図られることが必要であり、食事の時間だけの関わりにとどまるものではない。

・保護者に対して、子どもの食生活に関心をもつことから発展させて、家族全員の食生活改善をも視野に入れた食育をめざす。その際、保護者の困り感に寄り添いながら、保護者が自信をもって子育てができるような支援を行う。

❺家庭における食事と栄養への関心を深め、実践力を養う

・近年、外食産業の影響、保護者の就労状況の変化などが、子どもの食環境や食事内容に大きな影響を与えている。これらの現状や問題点を知り、家庭の食生活が健全に営まれるように支援する方法を学ぶ。

・子どもの栄養・食生活の悩みが、子育てのストレスを強めている場合も多い。そこで、保護者の悩みに適切に回答することで、育児不安の解消に役立つことをめざす。

❻児童福祉施設における食事と栄養の実態を知る

・家庭に代わり生活する児童福祉施設の種類を知り、それぞれの施設の特徴、および入所児童の養育環境などについても理解する。

・児童福祉施設という集団のなかで楽しく食事をしたり、皆で準備や片付けなどをする過程をとおして、人間関係や協調性といった社会性が育まれることを理解し、適切に対応できる力を養う。

❼疾病および体調不良の子どもについて基礎知識を学ぶ

・子どもに多い感染症についての基礎知識を学び、体調不良児

への正しい保育・対応について学ぶ。
・体調不良児の食事の対応は、栄養士、看護師らと連携して行える実践力を養う。
・体調不良児の保護者への対応、施設の嘱託医との連携が円滑にとれるように配慮する。
・食物アレルギーについての基本的知識を習得し、家庭と児童福祉施設の食事支援ができることをめざす。

❽学んだ知識や理論は、演習により実践に役立てるようにする

・理論をふまえて、ライフステージごとに演習を行い、それぞれの具体的場面や事例に役立てられるよう、実践力を養う。

❾保育士自らが「食」への興味・関心をもち、望ましい食生活の実践を心がける

・子どもや保護者の食生活や栄養への関心を引き出すためには、彼らの身近にいる保育士が食生活への興味・関心をもち、望ましい食生活の実現にむけて、日々手本となることが重要である。

　今後、子育て・子育ち支援の必要性が問われるなかで、保育士への社会からの期待、要望はますます増大していくものと思われる。食習慣や生活リズムの乱れが目立つ今日であるからこそ、乳幼児期の食の支援はもとより、健康的で質の高い生活を営むことのできる能力（生きる力）を保育士自らが身に付けるよう、本書により学びを深めていくことを願っている。

第1章 子どもの健康と食生活の意義

学習のポイント

　成長期の子どもにとって、心身ともに健全に発育・発達することができることが望ましいが、その健康な生活の基本として食生活の果たす役割は大きい。子どもの健全育成のための食生活支援に携わる者は、子どもの健康と食生活の意義を理解し、栄養の科学的知識を十分習得して、保育の実際に対応することができなければならない。

　また、子どもの食をめぐる課題は、子どもの健康の保持・増進だけでなく、精神発達・情緒発達面にも大きな影響を及ぼすことがわかっており、適切に対応することは大変重要である。そのために、食生活を取り巻く要因や背景について、さまざまな視点から現状を探り、健康との関わりを学習していく。

第1節

子どもの心身の健康と食生活

1 児童福祉と子どもの健康支援

(1) 児童福祉施設における子どもの健康支援の位置づけ

昭和22(1947)年に制定された児童福祉法は、平成28(2016)年の改正を経て、第2条において、児童福祉の目的を「全て国民は、児童が良好な環境において生まれ、かつ、社会のあらゆる分野において、児童の年齢及び発達の程度に応じて、その意見が尊重され、その最善の利益が優先して考慮され、心身ともに健やかに育成されるよう努めなければならない」と規定している。

昭和23(1948)年には「**児童福祉施設の設備及び運営に関する基準**」も定められ、児童福祉施設の職員が、入所する子どもに対し、「心身ともに健やかにして、社会に適応するように育成されることを保障する」ことを目的とすることも明記された。

このように、児童福祉法、「児童福祉施設の設備及び運営に関する基準」の目的に関する規定をみると、児童福祉およびその事業を行う児童福祉施設が子どもの健全育成を意図するなか、「心身ともに健やか」であることを重視していることがわかる。つまり、子どもの健康支援を、児童福祉という営みにおいて重視しているわけである。

したがって、児童福祉施設において、子どもの保育にあたる専門職である保育士は、子どもの心身の健康を支援することを業務のひとつとして自覚し、そのために必要な専門的な知識および技術を習得し、実施していくことが求められる。

> **児童福祉施設の設備及び運営に関する基準**
> 児童福祉法第45条の規定に基づき児童福祉施設の設備および運営にあたっての従うべき基準や参酌すべき基準を定めたもの。なお、この基準の名称は以前「児童福祉施設最低基準」であったが、平成23(2011)年10月に現名称に変更された。

(2) 保育所保育における子どもへの健康支援の位置づけ

　児童福祉施設のひとつである保育所において、入所する乳幼児期の子どもの生命、また身体の安全を確保し、心身の健全な発達を図ることは、重要な目標のひとつである。平成29(2017)年3月に改定、告示された保育所保育指針（以下、保育指針）は、こうした点をふまえ、「第1章 総則　1　保育所保育に関する基本原則　(2)保育の目標」に示した保育所が果たすべき目標において、保育所保育がめざすべき多様な目標の一部として、子どもの生命の保持と情緒の安定を図るとともに、健康かつ安全な生活に必要な基本的な習慣や態度を養うことを重視している。そして、こうした関わりをとおして、子どもの心身の健康の基礎を培うことを強調しているわけである。なお、保育指針と同時に改正、告示された幼保連携型認定こども園教育・保育要領（以下、教育・保育要領）も、同様の趣旨を重視している。

　乳幼児期の子どもは自らの力で生命および身体の安全を確保しきれない時期であり、保育を必要とする状況で保育所に入所しているため、保育所で過ごす生活時間も長い。こうした実態をふまえるとき、保育指針が規定する上記の目標、つまり、子どもの健康を支援していくことは、保育所保育を進めるうえで、最も重視すべきものなのである。

(3) 健康・安全のための体制充実と食育の推進

　「保育所保育指針解説」（以下、保育指針解説）（厚生労働省、2018）によれば、現行の保育指針は、平成21(2009)年施行の保育指針を改定するにあたり、保育の内容の改善を意図するなか、「子どもの育ちをめぐる環境の変化を踏まえた健康及び安全の記載の見直し」を行った。また、そのために必要な体制づくりのさらなる充実を図ることを求めている。具体的には、施設長の責任のもと、子どもの発育・発達状態の把握、健康増進、疾病への対応、衛生管理、安全管理などを計画的に実施するため、全職員が連携・協力することを期待している。なお、健康・安全のための体制充実にあたっては、看護師・栄養士・調理員などの専門的職員を積極的に確保することも求めている。保育

士には、保育士間にとどまらず、専門的職員の存在も視野に入れた連携・協力を積極的に推進し、子どもの健康・安全を確保していくことが求められている。

さらに、前述のとおり、現行の保育指針は改定にあたり、食育基本法をふまえ、子どもの健康な生活の基本としての「食を営む力」の育成に向け、引き続き食育の推進を明記した。また、厚生労働省は、平成22(2010)年に「児童福祉施設における食事の提供ガイド」(以下、「食事の提供ガイド」)、平成24(2012)年に「保育所における食事の提供ガイドライン」(以下、「食事の提供ガイドライン」)を策定し、保育所はもちろんのこと、すべての児童福祉施設において、食事の提供と食育を一体的に取り組むことも求めた。

保育士には、こうした保育指針および「食事の提供ガイド」「食事の提供ガイドライン」をふまえ、保育所を含めた児童福祉施設において、保育する子どもの健康を支援する取り組みのひとつとして、全職員と連携・協力し、食育を積極的に推進していくことが求められているのである。この方針は教育・保育要領も踏襲しており、幼保連携型認定こども園に勤務する保育教諭も自覚すべきものである。

2 健康とは何か

(1) 健康の定義

健康をどのようにとらえるかについては、専門性あるいは立場の違いによりさまざまである。専門家だけでなく、一般のおとなのあいだでも、一人ひとりの健康観は異なることも多い。その意味で、健康の確保は、本来的には個々人の健康観に基づき、取り組まれるべきものである。

ただ、子ども、特に乳幼児期は、発達上、自ら明確な健康観をもち得ない時期である。そのため、子どもを保育する専門職である保育士は、子どもに代わり、より理想的な健康観をもち、健康の確保、また支援にあたることが求められる。

その際、理想的な健康観の参考となるのは、1948年、WHO (World Health Organization：世界保健機関)が制定したWHO

憲章に示された健康観である。WHO憲章は、その前文において、健康を以下のように定義している。

「健康とは、完全な肉体的、精神的及び社会的福祉の状態であり、単に疾病又は病弱の存在しないことではない」（日本語訳：厚生労働省）

このように、WHOは健康について、病気あるいは病弱な状態ではない、というだけではなく、身体と心が満たされるとともに、家族や保育所、学校、地域社会、職場など、人間が生活するなかで出会うすべての人間関係においても満たされた状態である、と規定している。つまり、肉体的健康、精神的健康、社会的健康のすべてが豊かにバランスのとれた状態を健康ととらえているわけである。まさに、理想的な健康観を代表する定義といえよう。

(2) 健康観の進展

WHOは、1986年、カナダの首都オタワにて「第1回健康づくり国際会議」を開催し、健康づくりに関する憲章(Ottawa Charter for Health Promotion：オタワ憲章)を採択した。このオタワ憲章は、ヘルスプロモーション(健康づくり)という健康に関する新たな理念、方法を示した。ヘルスプロモーションは、2005年のバンコク憲章による用語の追加を受けて次のように定義されている。

「人々が自らの健康とその決定要因をコントロールし、改善することができるようにするプロセス」[1]（島内憲夫・鈴木美奈子訳）

このようにヘルスプロモーションとは、健康な状態を理想的に定義したWHO憲章をふまえつつ、こうした状態をコントロールし、改善していくプロセスを重視した概念である。したがってその健康観は、個々人が自らの健康な状態を維持・改善していくスキルを有する状態をさしているといえよう。こうした新しい健康観は、平成12(2000)年、当時の厚生省が策定し、平成20(2008)年に改訂された「21世紀における国民健康づくり運動(健康日本21)」（以下「健康日本21」）にも反映されている。また「**健康日本21**」の一環としては、平成12年に同じく厚生労働省が策定した「**健やか親子21**」にも引き継がれている。

第1章 子どもの健康と食生活の意義

健康日本21
21世紀のわが国を、すべての国民が健やかで心豊かに生活できる活力ある社会とするため、壮年期死亡の減少、健康寿命の延伸および生活の質の向上を実現することを目的として策定したもの。国民運動として健康づくりを位置づけ、総合的かつ効果的な推進目標を掲げ、平成24(2012)年度まで運動期間を設定し、取り組みを進めた。
平成24年7月には、平成25(2013)年度から2022年度までを対象とした「健康日本21(第二次)」も策定されている。

健やか親子21
21世紀の母子保健の主要な取り組みを提示したビジョンであり、関係者、関係機関・団体が一体となって推進する国民運動である。平成26(2014)年3月には、「健やか親子21(第2次)」が取りまとめられ、平成27(2015)年4月から10年計画で「すべての子どもが健やかに育つ社会」の実現がめざされている。

(3)　保育所保育指針の健康観

　保育指針は、子どもの発達をとらえる視点として教育に関わる領域を5つに区分している。そのうち、領域「健康」については、「健康な心と体を育て、自ら健康で安全な生活をつくり出す力を養う」と位置づけている。

　また、保育指針解説において、この領域「健康」のねらいを達成するにあたり、3歳以上児について、以下の点に留意することを指摘している。

　「生涯を通じて健康で安全な生活を営む基盤は、幼児期に愛情に支えられた安全な環境の下で、心と体を十分に働かせて生活することによって培われていくものである。健康な子どもを育てることとは、単に身体を健康な状態に保つことを目指すことではなく、他者との信頼関係の下で情緒が安定し、その子どもなりに伸び伸びと自分のやりたいことに向かって取り組めるようにすることである」

　このように、保育指針は、子どもの健康について、心と体の健康が不可分であるとの認識に立ち、3歳以上児の領域「健康」のねらいとして「①明るく伸び伸びと行動し、自分から体を動かすことを楽しむ」といった心情面の育ちと、「②自分の体を十分に動かし、進んで運動しようとする」といった意欲面の育ち、「③健康・安全な生活に必要な習慣や態度を身に付け、見通しをもって行動する」といった態度面の育ちをバランスよく養うことを意図しているわけである。同様の趣旨は、保育内容として領域「健康」を新たに導入した1歳以上3歳未満児についても指摘されている。こうした指摘をふまえ、保育士は、「子どもの健康」という場合、心あるいは体の健康の一方に偏ることなく、それが常に「子どもの心身の健康」をさすものととらえ、保育を実施していくことが望まれる。

　こうした保育指針の健康観は、教育・保育要領も引き継いでおり、幼保連携型認定こども園でも重視すべきものである。

3 子どもの心身の健康の確保・増進と食生活

(1) 健康の確保・増進と生活の質

　子どもの健康が心身両面にわたるものであるとき、その健康の確保、また増進を図るためには、生活の質(Quality of Life：QOL)を維持、また向上させていかなければならない。

　この生活の質(QOL)とは、前述のオタワ憲章をふまえれば、人間が人間らしい幸福(Well-Being)を見い出して生活しているか否かをとらえる視点であり、健康のための前提条件、また資源をさすものである。具体的には、「平和」「住居」「教育」「食物」「収入」「安定した生態系」「持続可能な生存のための資源」「社会的公正と公平性」などが生活の質(QOL)を規定し、人間の健康に大きな影響を与えている、と整理している。そのため、人間の健康を確保・増進させていくためには、こうした基礎的な前提条件を確立していくことが不可欠となるわけである。

　こうした視点は、子どもの保育を展開する場合においても重視すべきものである。子どもも平和な社会のもと、良質な住環境・保育・食事などの提供を受けることによって、心身両面にわたって健康に過ごすことができる。そして、こうして確保・増進された心身の健康が、子どもがよりよく生活していくための資源のひとつにもなるわけである。

(2) 子どもにとっての健康な生活

　子どもの心身の健康を確保・増進するうえで、日々、繰り返される生活行動の充実も大切となる。具体的には、食事や排泄、睡眠など、生理的欲求を満たす行動が十分に保障されることが重要となる。また、こうした生理的欲求を満たす行動を、年齢とともに徐々に子ども自身が意欲的に進めていくことができるよう、基本的生活習慣として習得していくことも大切となる。このうち、食事は空腹を満たすとともに、発育に必要な栄養素を補給するという行動であり、子どもの体の健康、また健康な生活を営むうえで、大変、重要なものである。

　ただ、仮に目の前においしそうな食事が提供されても、空腹

を感じていなければ、すすんで食べることはむずかしい。そこで必要となるのが、適度な運動と十分な休養・睡眠である。少なくとも、この食事、運動、休養・睡眠の3つの生活行動がそれぞれ充実していなければ、子どもにとって健康な生活とはいえない。したがって、保育士は、食事と運動、休養・睡眠が密接に関連していることを理解し、児童福祉施設の生活のなかで、それぞれの充実を図らねばならない。

　特に、乳幼児期を対象とする保育所保育が長時間化している現在、各生活行動が適切な時間帯で確保されるように関わるとともに、それらが長期にわたって安定的に維持されることも配慮する必要がある。つまり、適切な生活時間、また生活リズムの確保に努め、乳幼児期にふさわしい生活を保育所のなかで展開していくことが求められるのである。

(3)　食事と食生活

　前述したとおり、食事とは食物を食べるという行動、つまり摂食行動である。子どもに限らず、人間はこの食事により空腹を満たすとともに、必要な栄養素を補給する。したがって、子どもは食事をすることにより、生命を保持し、身体を発育させていくわけである。このように、子どもの発育、また体の健康の維持・増進にとって、食事が不可欠、かつきわめて重要であることは論をまたない。

　ただ、人間は単に空腹を満たし、栄養素を補給するためだけに食事をするわけではない。「おいしい」という味を楽しむためにも食事をする。また、共同体への帰属意識を高めるため、儀礼として食事に臨むこともある。そのため、食事にあたり、「誰と(Who)」「なぜ(Why)」「何を(What)」「いつ(When)」「どこで(Where)」「どのように(How)」食べるかという、いわゆる5W1Hを考え、工夫する。こうした個人の嗜好性や、帰属する共同体の文化、信仰する宗教などを反映した食事の多様な様式は、食生活ととらえることができる。子どもの心身の健康の確保・増進を図るためには、食事だけでなく、食生活というより広い視点をふまえ、関わっていく必要がある。

図1-1 子どもの健やかな発育・発達をめざした食事・食生活支援

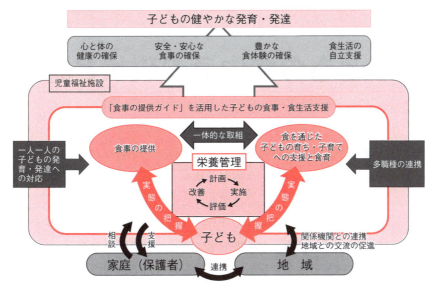

出典：厚生労働省「児童福祉施設における食事の提供ガイド」2010年、4頁。

(4) 子どもの健全育成のための食事・食生活支援

　平成12(2000)年に当時の厚生省、農林水産省、文部省が共同で策定した「**食生活指針**」の一部改正が平成28(2016)年になされた。その内容を概観すると、「食事を楽しみましょう」「1日の食事のリズムから、健やかな生活リズムを」「適度な運動とバランスのよい食事で、適正体重の維持を」「主食、主菜、副菜を基本に、食事のバランスを」「ごはんなどの穀類をしっかりと」「野菜・果物、牛乳・乳製品、豆類、魚なども組み合わせて」「食塩は控えめに、脂肪は質と量を考えて」「日本の食文化や地域の産物を活かし、郷土の味の継承を」「食料資源を大切に、無駄や廃棄の少ない食生活を」「『食』に関する理解を深め、食生活を見直してみましょう」の10項目となる。児童福祉施設における食事の提供および子どもの食生活支援にあたっても、これらを参考に推進することが求められている。
　また、前述した「食事の提供ガイド」は、児童福祉施設において、子どもの健全育成をめざした食事・食生活支援の概念図を図1-1のように整理し、食事の提供および栄養管理を行う際の考え方および留意点を示している。保育士はこれらをふまえ、子どもの心身の健康を確保・増進させることにつながる食事・食生活の充実を図ることが求められている。

食生活指針
昭和20(1945)年、戦後の食糧難を乗り越えることを目的として策定されたのがはじまり。昭和60(1985)年には、厚生省(当時)が、生活習慣病の予防など、国民一人ひとりが食生活改善に取り組むことを目的とした「健康づくりのための食生活指針」を策定。その後、食育基本法の制定、「第3次食育推進基本計画」の作成などの動きをふまえ、平成28(2016)年6月に一部改正がなされた。

第2節 子どもの食生活の現状と課題

　子どもの食生活の現状は、厚生労働省発表の国民健康・栄養調査や乳幼児栄養調査、日本学校保健会発表の「児童生徒の健康状態サーベイランス事業の調査」などの結果から知ることができ、それらから問題点がみえてくる。

　国民健康・栄養調査は、厚生労働省が健康増進法に基づいて、国民の健康状態、食品摂取量、栄養素等摂取量を調査し、健康増進対策を推進するための基礎資料を得る目的で毎年実施している。身体状況、食事摂取状況、生活習慣の状況から、健康と栄養の関連を全体でとらえることができる。また、生活習慣調査は、毎年把握する基本的な事項と重点項目としてその年に把握する事項がある。平成29(2017)年の調査は、全国から無作為に抽出された約3,000世帯、満1歳以上、約7,000人を対象としている。

　乳幼児栄養調査は、厚生労働省が、乳幼児の栄養摂取方法や食事の状況等の実態を調査し、乳幼児の食生活改善のための基礎資料を得る目的で10年ごとに実施している。直近では平成27(2015)年に、6歳未満の子どものいる世帯(約3,000世帯)とその子ども(約4,000人)を対象として実施された。

　児童生徒を対象とした調査はさまざまに実施されているが、日本学校保健会が実施している「児童生徒の健康状態サーベイランス事業の調査」は、健康状態と食習慣等について2年ごとに実施され、経年変化が観察できる。平成28(2016)年の調査は、全国21都県122校の児童生徒約1万9,000人を対象として実施された。

1　国民健康・栄養調査からみた食品・栄養素等摂取状況

　日本の食生活パターンは、米を中心に魚介類や野菜などが組み合わされた伝統的なものから、小麦、肉類、乳類、油脂類な

表 1-1　年齢階級別食品群別摂取量（男女別）

1 人 1 日当たり (g) の平均値

性　　　別	総数		1〜6 歳		7〜14 歳		15〜19 歳	
	男	女	男	女	男	女	男	女
解析対象者数（人）	3,319	3,643	197	176	267	245	141	142
穀類	491.0	358.8	279.4	256.6	476.5	410.9	637.9	424.5
いも類	53.2	52.2	37.4	37.4	56.4	63.6	62.9	51.5
砂糖・甘味料類	6.8	6.7	3.9	3.3	6.4	7.2	6.7	5.8
豆類	63.7	61.9	31.5	28.5	64.1	47.8	47.7	49.1
種実類	2.5	2.7	1.3	0.8	1.8	2.0	0.5	2.0
野菜類	282.8	270.0	143.6	145.8	260.6	233.5	277.9	226.4
うち緑黄色野菜	82.4	85.2	48.9	49.2	73.9	66.4	82.0	69.6
果実類	95.4	113.8	92.9	79.0	95.4	87.3	84.7	74.4
きのこ類	16.0	16.3	6.3	7.3	14.5	14.1	10.0	12.0
藻類	10.0	9.8	6.4	5.8	8.3	8.1	8.0	8.1
魚介類	69.8	59.4	30.6	30.1	43.9	48.7	63.7	37.6
肉類	114.9	83.6	58.8	58.0	123.7	98.9	186.7	128.9
卵類	39.1	36.2	20.4	21.6	31.1	31.5	53.1	47.5
乳類	132.8	138.3	215.0	174.3	334.9	305.2	172.3	136.4
油脂類	12.4	10.3	7.5	6.6	11.5	11.5	16.1	13.3
菓子類	23.9	29.4	30.2	24.4	40.3	38.1	27.7	31.4
嗜好飲料類	674.6	576.7	216.9	251.6	335.1	320.5	464.6	415.9
調味料・香辛料類	95.9	77.9	41.9	45.2	75.6	67.4	85.8	67.0

注：穀物の内訳は、米・加工品＋小麦・加工品＋その他の穀類・加工品。
　　野菜類の内訳は、緑黄色野菜＋その他の野菜＋野菜ジュース＋漬け物。
　　20 歳以上は略。

出典：厚生労働省「平成 29 年国民健康・栄養調査結果の概要」2018 年、33 頁を一部改変。

どが増加して多様化し、より欧米型に近くなってきている。米類を中心とした穀類摂取量の減少が著しい一方で、動物性食品摂取量の増加傾向が今後も続けば、脂質、特に動物性脂質の摂取増となり、たんぱく質、炭水化物の適正なエネルギー比率を維持することはむずかしい。

　「平成 29 年国民健康・栄養調査結果の概要」の 1 歳から 19 歳までの食品群別摂取量、栄養素等摂取量を表 1-1、表 1-2 に示した。性別、年齢別食品群別の摂取量では、男女ともに、果実類、乳類などが 15〜19 歳よりも 7〜14 歳のほうが多い。これらは学校給食の影響が大きいと考えられる。嗜好飲料類は年齢とともに増加率が大きくなっている。

　年齢別の栄養素等摂取状況では、食品摂取状況を反映して、男女ともに食物繊維、カルシウムなどにおいて 15〜19 歳よりも 7〜14 歳のほうが多い値を示している。栄養素等の平均摂

表1-2　年齢階級別栄養素等摂取量(男女別／1人1日当たり平均)

性　　別		総数		1〜6歳		7〜14歳		15〜19歳	
		男	女	男	女	男	女	男	女
解析対象者数(人)		3,319	3,643	197	176	267	245	141	142
エネルギー	kcal	2,099	1,713	1,302	1,198	2,132	1,903	2,486	1,885
たんぱく質	g	75.3	64.0	44.3	41.3	76.3	67.6	90.1	67.6
うち動物性	g	41.4	34.5	24.7	23.4	43.9	39.3	55.0	39.1
脂質	g	63.4	55.0	41.1	38.4	70.6	63.1	79.9	66.4
うち動物性	g	32.7	27.5	21.1	20.3	38.9	34.7	44.6	35.5
飽和脂肪酸	g	17.16	15.36	12.69	11.83	22.07	20.01	21.91	19.55
一価不飽和脂肪酸	g	22.10	18.73	13.48	12.67	23.54	21.27	28.47	23.47
n-6 系脂肪酸	g	10.87	9.26	6.41	5.94	11.06	9.66	13.05	10.50
n-3 系脂肪酸	g	2.37	2.01	1.24	1.14	2.06	1.90	2.53	1.84
コレステロール	mg	340	301	196	194	317	306	452	363
炭水化物	g	280.7	232.4	184.9	168.2	289.5	259.1	338.2	246.3
食物繊維	g	14.6	14.3	8.7	8.2	14.1	13.0	13.9	12.1
うち水溶性	g	3.5	3.4	2.1	2.0	3.4	3.1	3.3	2.9
うち不溶性	g	10.7	10.4	6.3	6.0	10.3	9.4	10.1	8.8
ビタミン A	μgRE[*1]	530	510	445	456	542	512	574	487
ビタミン D	μg	7.2	6.6	3.9	3.7	6.0	5.4	7.2	5.0
ビタミン E	mg[*2]	6.8	6.4	4.3	3.9	6.6	6.1	7.3	6.3
ビタミン K	μg	235	224	119	112	208	166	245	191
ビタミン B$_1$	mg	0.93	0.81	0.54	0.51	0.98	0.86	1.14	0.85
ビタミン B$_2$	mg	1.22	1.14	0.84	0.76	1.38	1.24	1.34	1.15
ナイアシン	mgNE[*3]	15.7	13.1	7.6	7.1	13.2	11.6	16.4	11.8
ビタミン B$_6$	mg	1.20	1.05	0.70	0.64	1.12	0.99	1.27	0.97
ビタミン B$_{12}$	μg	6.1	5.1	3.3	3.0	5.0	5.4	6.2	3.7
葉酸	μg	285	277	154	149	243	226	275	235
パントテン酸	mg	5.87	5.21	3.95	3.63	6.55	5.81	6.81	5.30
ビタミン C	mg	90	97	48	46	71	69	80	68
ナトリウム	mg	4,052	3,473	2,101	2,046	3,532	3,262	4.062	3,393
食塩相当量	g	10.3	8.8	5.3	5.2	9.0	8.3	10.3	8.6
カリウム	mg	2,318	2,187	1,429	1,326	2,338	2,100	2,301	1,919
カルシウム	mg	520	509	417	369	698	646	528	462
マグネシウム	mg	252	229	145	133	241	214	244	201
リン	mg	1,052	929	678	622	1,147	1,023	1,184	933
鉄	mg	7.8	7.2	4.4	4.1	7.0	6.5	8.1	6.7
亜鉛	mg	8.9	7.4	5.4	5.1	9.5	8.3	10.9	8.3
銅	mg	1.20	1.05	0.71	0.65	1.16	1.03	1.34	1.03
脂肪エネルギー比率	%[*4]	26.9	28.4	27.7	27.5	29.6	29.6	28.8	31.2
炭水化物エネルギー比率	%[*4]	58.6	56.6	58.7	58.8	56.0	56.1	56.6	54.3
動物性たんぱく質比率	%[*4]	53.2	52.3	53.6	54.7	56.6	57.5	59.4	56.7
穀類エネルギー比率	%[*4]	42.2	38.7	40.5	41.1	40.8	39.8	46.4	41.5

注：＊1 RE：レチノール当量、＊2 α-トコフェロール量、＊3 NE：ナイアシン当量、＊4 個人の計算値平均
　　20 歳以上は略。

出典：厚生労働省「平成 29 年国民健康・栄養調査結果の概要」2018 年、31〜32 頁を一部改変。

図1-2　エネルギー産生栄養素バランス（20歳以上、性・年齢階級別）

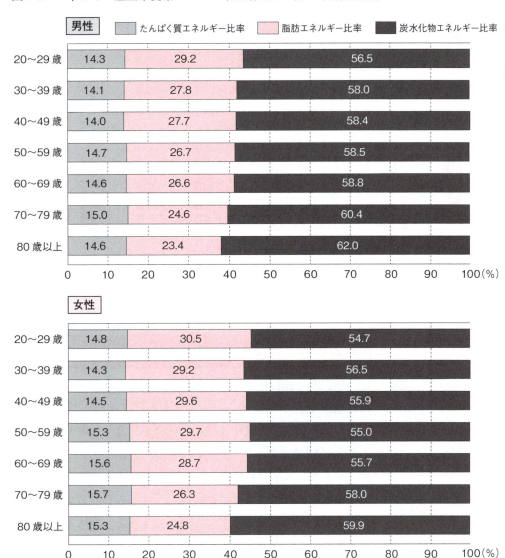

注：各比率は個々人の計算値を平均したもの。
　　炭水化物エネルギー比率＝100－たんぱく質エネルギー比率－脂肪エネルギー比率

出典：厚生労働省「平成29年国民健康・栄養調査結果の概要」2018年、6頁をもとに藤澤作成。

取量においては、カルシウムなどいくつかの栄養素を除いてほぼ満足な状況にあるが、個別にはばらつきがあることは明らかで、数値の解釈には留意が必要である。**エネルギー産生栄養素**のバランスにおいて成人では、脂質エネルギー比率は、年齢が低いほど高く、炭水化物エネルギー比率は、年齢が低いほど低い傾向にある（図1-2）。生活習慣病予防の視点からも脂質の過剰摂取には注意しなければならない。

> **エネルギー産生栄養素**
> エネルギーを産生する栄養素、すなわち、たんぱく質、脂質、炭水化物のことをいう。それらの総エネルギーに占める割合を％エネルギーとして、食事摂取基準では構成比率が目標値として示されている。

図 1-3　朝食の欠食率（1 歳以上）

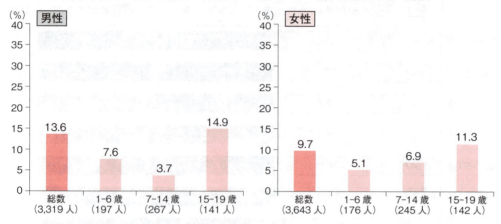

注：報告でいう「欠食」とは、下記の 3 つの合計である。
・菓子、果物、乳製品、嗜好飲料などの食品のみを食べた場合
・錠剤などによる栄養素の補給、栄養ドリンクのみの場合
・食事をしなかった場合

出典：厚生労働省「平成 29 年国民健康・栄養調査報告」2018 年、90 頁をもとに藤澤作成。

2　朝食欠食

「平成 29 年国民健康・栄養調査」による、1～19 歳の朝食欠食の状況を図 1-3 に示した。朝食欠食は、年齢が低いほど少ないが、食習慣を形成する時期に朝食を欠食する率が増えていることは問題である。「平成 28～29 年度児童生徒の健康状態サーベイランス事業報告書」における小学生、中学生、高校生の朝食摂取状況では、「毎日食べる」「食べる日の方が多い」と答えた者を「ほぼ食べる」グループとすると、全体では男子が 94.7％、女子が 95.0％であった。

朝食摂取状況の経年比較では、男子は平成 22（2010）年以降、女子は平成 24（2012）年以降、高校生の減少傾向が著しい（図 1-4）。なお、朝食を「食べない日の方が多い」「ほとんど食べない」「毎日食べない」とした者の食べない理由については、全体で男女とも「食欲がない」が最も高く（男子 46.0％、女子 46.9％）、次いで「食べる時間がない」が高く（男子 44.3％、女子 38.6％）、夜型の生活リズムとの関連があると思われるものであった。

「平成 27 年度乳幼児栄養調査」でも、子どもと保護者の朝食習慣について調べられているが、朝食を毎日必ず食べる子どもは 93.3％である（図 1-5）。また、保護者の朝食習慣と子どもの

図1-4 朝食の摂取状況の経年比較

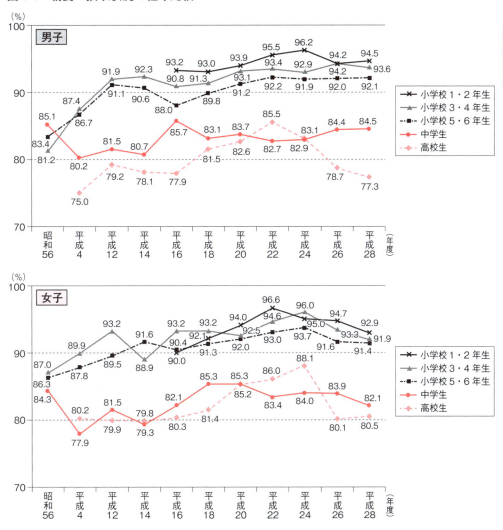

出典：日本学校保健会「平成28～29年度児童生徒の健康状態サーベイランス事業報告書」2018年、58頁。

図1-5 朝食習慣（子ども・保護者）
　　　（回答者：子ども2～6歳児の保護者、保護者0～6歳児の保護者）

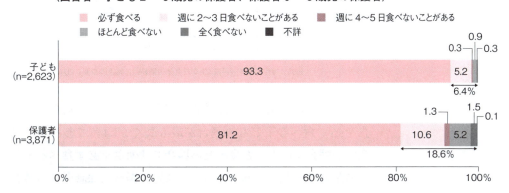

出典：厚生労働省「平成27年度乳幼児栄養調査結果の概要」2016年、19頁。

図 1-6　保護者の朝食習慣別朝食を必ず食べる子どもの割合（回答者：2～6歳児の保護者）

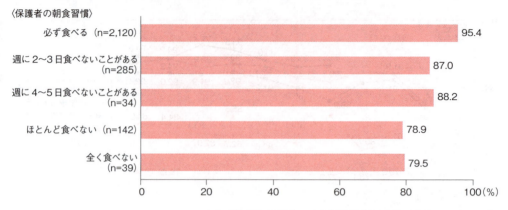

出典：厚生労働省「平成 27 年度乳幼児栄養調査結果の概要」2016 年、19 頁。

図 1-7　子どもの起床時刻（平日、休日）（回答者：0～6歳児の保護者）

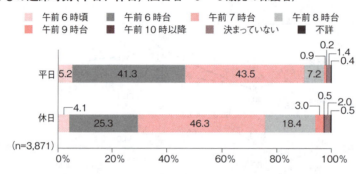

出典：厚生労働省「平成 27 年度乳幼児栄養調査結果の概要」2016 年、16 頁。

図 1-8　子どもの就寝時刻（平日、休日）（回答者：0～6歳児の保護者）

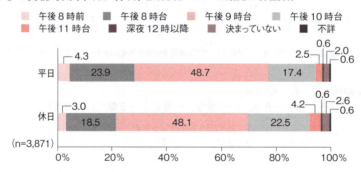

出典：厚生労働省「平成 27 年度乳幼児栄養調査結果の概要」2016 年、16 頁。

　欠食状況との関連では、保護者が朝食を食べている場合では朝食を必ず食べる子どもの割合が最も高く 95.4％であるが、保護者が朝食をほとんど食べない場合では朝食を必ず食べる子どもの割合は 8 割を下回っており、幼児の場合は保護者の影響が大きいことがわかる（図 1-6）。

3　生活リズムと食事

　朝食欠食の理由でもあげられているように、生活のリズムが夜型になり、食事時間に影響を及ぼしていると考えられる結果がある。「平成27年度乳幼児栄養調査」による子どもの起床時刻・就寝時刻では、就寝時刻が午後10時以降の子どもは平日でも2割を超える（図1-7、図1-8）。

　保護者の就寝時刻別に、午後10時以降に就寝する子どもの割合をみると、平日、休日とも保護者の就寝時刻が深夜1時以降が最も高く、食事同様、保護者の影響が大きいことがわかる（図1-9）。

図1-9　保護者の就寝時刻（平日、休日）別　午後10時以降に就寝する子どもの割合
（回答者：0～6歳児の保護者）

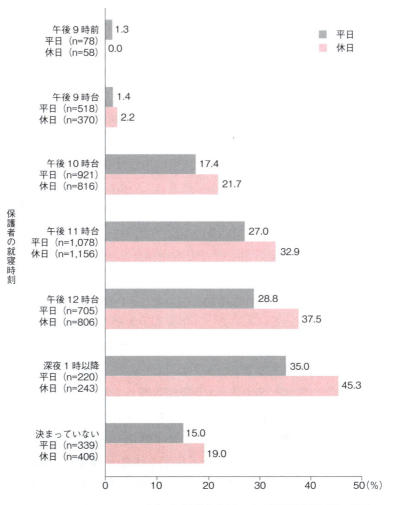

出典：厚生労働省「平成27年度乳幼児栄養調査結果の概要」2016年、17頁。

図 1-10　朝食を子どもだけで食べる比率の年次推移

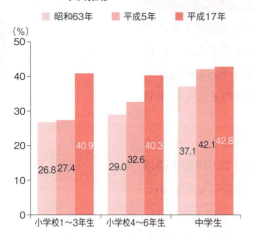

出典：厚生労働省「平成17年国民健康・栄養調査結果の概要」2006年、6頁。

図 1-11　朝食を子ども一人で食べる比率

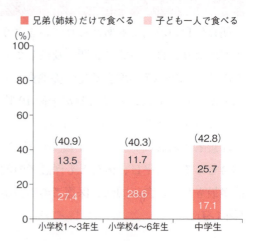

出典：厚生労働省「平成17年国民健康・栄養調査結果の概要」2006年、6頁。

4　食事環境

近年の子どもの食事環境での問題に孤食がある。孤食とは、家族や友人と一緒ではなく、ひとりで食事をすることをいう。女性の社会進出や**食の外部化**の進展などが加わって、家族そろって食事をとる機会が減少している。

国民健康・栄養調査では生活習慣調査において毎年重点項目を設定して調査が実施されているが、子どもの食生活についての調査は、昭和63(1988)年、平成5(1993)年、平成17(2005)年に行われている。

平成17年の「子どもが朝食を誰と一緒に食べているか」の項目で、「子どもだけで食べる」は昭和63年、平成5年に比較していずれも増加していた（図1-10）。さらにこの「子どもだけで食べる」者で「子ども一人で食べる」者の比率は図1-11に示すように小学校1～3年生で13.5％、4～6年生で11.7％、中学生で25.7％もいた。「平成28～29年度児童生徒の健康状態サーベイランス事業報告書」においても、「朝食を一人で食べる」者を学年・男女別にみると、小学校1・2年生では男子16.8％、女子17.7％、小学校3・4年生では男子17.6％、女子21.2％、小学校5・6年生では男子22.4％、女子22.2％、中学生では男子50.0％、女子48.0％、高校生では男女ともに約65％と年齢が高くなるほど孤食の割合が高かった。子どもの健全な

食の外部化
家庭内で行われていた調理や食事を家庭外に依存する状況をさす。消費の多様化にともなって、「外食」産業やテイクアウト用の調理ずみ食品や総菜、弁当といった「中食」産業の展開が活発になっている。

心の発達の面からも、家族で食を通じたコミュニケーションを
とることにより、社会性について学ぶ場となるべきである。

学習のふりかえり

1 児童福祉施設、特に保育所において、子どもの健康支援を図るうえで、食生活の充実が重要であることを、関係法令をふまえて理解できたか。

2 さまざまな健康観をふまえ、子どもの保育を展開する際に重視したい自らの健康観を考えられたか。

3 「国民健康・栄養調査」「乳幼児栄養調査」などから、栄養素等摂取状況や生活習慣の状況を理解できたか。

4 子どもの食生活の課題として、主に何があったか。

引用文献：
＊1　日本ヘルスプロモーション学会『ヘルスプロモーション・リサーチ』
　　　vol.2 No.1、2009年、31頁。

参考文献：
1. 厚生労働省「平成29年国民健康・栄養調査結果の概要」2018年。
2. 厚生労働省「平成29年国民健康・栄養調査報告」2018年。
3. 厚生労働省「平成27年度乳幼児栄養調査結果の概要」2016年。
4. 日本学校保健会「平成28〜29年度児童生徒の健康状態サーベイランス事業報告書」2018年。

第 2 章

栄養に関する基本的知識

学習のポイント

　心身の適切な発育・発達や、健康の維持・増進のためには、何をどれだけ食べたらよいか考慮することが重要である。本章では、食品に含まれる栄養素の種類とそれぞれの機能、ならびに消化・吸収に関する基礎的知識を習得する。また、「日本人の食事摂取基準」(厚生労働省) について理解を深め、各ライフステージに適したエネルギーや栄養素の量を知り、それらの過不足による健康への影響について理解を深める。さらに食事を構成する料理や食品の組み合わせ (献立)、調理の基本について学び、毎日の食生活において活用できるようになることをめざす。

栄養の基本的概念と栄養素の種類と機能

第1節

1　栄養と栄養素

　生体が必要な物質（栄養素）を体外から取り入れて利用し、発育・発達して生命を維持し、健全な生命活動を営むことを「栄養」という。「栄養」とは、私たちの身体が食べ物を取り入れた場合の、それを処理する状態のことである。人間が生存し、活動するためには食物から栄養素を摂取し続けなければならない。食物の栄養素は、たんぱく質、脂質、炭水化物（糖質）の「3大栄養素」（1日当たり30～500 gのレベルで摂取するもの）と、ビタミン、ミネラルの微量栄養素（1日当たりの摂取量がμg・mg単位など、微量ながらも人の発達や代謝機能を適切に維持するために必要な栄養素）、非栄養成分に分けられる。各栄養素の主な働きを図2-1に示した。

2　栄養素の消化・吸収

　人体において生命を維持していくために飲食物を消化し、必要な栄養素を吸収し、その残渣（ざんさ）を体外に排出する器官系を消化

図2-1　食品中に含まれている栄養素の体内における機能

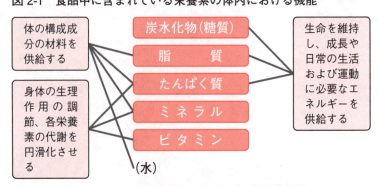

＊水は栄養素ではないが、体の重要な構成成分である

出典：細谷憲政『人間栄養とレギュラトリーサイエンス―食物栄養学から人間栄養学への転換』第一出版、2010年、35頁を一部改変。

図2-2　消化器系

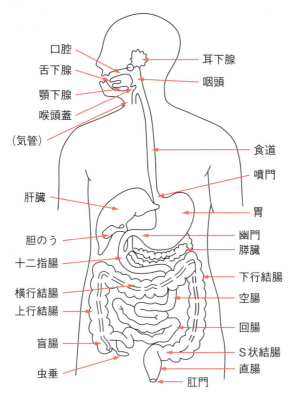

出典：小林正明「人体の構造と機能」『社会福祉学習双書2018　第14巻　医学一般』
『社会福祉学習双書』編集委員会編、全国社会福祉協議会、2018年、24頁。

器系という。消化器系は消化管と消化腺、肝臓や膵臓などの付属器から構成される（図2-2）。口から取り入れられた栄養素は、消化管（口腔、咽頭、食道、胃、小腸〔十二指腸・空腸・回腸〕、大腸〔盲腸、虫垂〕、結腸〔上行結腸・横行結腸・下行結腸・S状結腸〕）において消化・吸収され、体内に取り入れられ、それぞれの役割分担のなかで生命維持の活動のために利用されている。そして不要な物質は肛門から排出される。飲食物が通過する口から肛門までは一本の消化管で約9mある。

　消化腺は消化管をコントロールするさまざまな分泌物を合成、分泌する腺である。消化腺は、口腔には唾液腺（耳下腺・舌下腺・顎下腺・唇腺・頰腺）などがあり、アミラーゼを含む唾液などを分泌する。胃には胃底腺・噴門腺・幽門腺があり、胃底腺からはペプシノーゲンや塩酸が分泌される。小腸における消化は膵液と小腸上皮細胞に含まれる消化酵素によって行われる。膵液はでんぷんを分解するアミラーゼ、たんぱく質をペプチドに分解するトリプシンとキモトリプシン、脂肪を脂肪酸

表2-1　主な消化液と消化酵素

消化器官	消化液	酵素	基質[*1]	主な分解生成物
口腔	唾液	アミラーゼ	でんぷん（アミロース・アミロペクチン）	デキストリン 麦芽糖
胃	胃液	ペプシン	たんぱく質	プロテオース[*2] ペプトン
小腸	膵液	アミラーゼ	でんぷん（アミロース・アミロペクチン）デキストリン	麦芽糖
		リパーゼ	トリアシルグリセロール（中性脂肪）	脂肪酸 グリセロール
		トリプシン キモトリプシン	たんぱく質 ペプトン	ポリペプチド
		カルボキシペプチターゼ	ポリペプチド	ジペプチド アミノ酸
	腸液（膜消化）	アミノペプチターゼ	ペプチド	アミノ酸
		ジペプチターゼ	ジペプチド	アミノ酸
		マルターゼ	麦芽糖	グルコース
		ラクターゼ	乳糖	グルコース ガラクトース
		スクラーゼ	ショ糖	グルコース フルクトース

注：※1　酵素の作用を受けて反応する物質を基質という。
　　※2　プロテオースはたんぱく質の加水分解時に生じるペプチドの総称で、ペプトンはペプシンによるたんぱく質の加水分解産物（プロテオースより低分子）。

出典：細谷憲政『(三訂) 人間栄養学　健康増進・生活習慣病予防の保健栄養の基礎知識』調理栄養教育公社、2000年、76頁を一部改変。

とモノグリセリドに分解するリパーゼなどを含む。十二指腸腺から分泌される腸液は、小腸上皮細胞の消化酵素とともに消化を行う。これには麦芽糖をグルコースに分解するマルターゼ、ショ糖をグルコースとフルクトースに分解するスクラーゼ、乳糖をグルコースとガラクトースに分解するラクターゼなどが含まれる。

　主な消化液と消化酵素を表2-1に示した。消化液に含まれる消化酵素の作用で飲食物を分解することを化学的消化といい、咀嚼・消化管の運動などで消化管の内容物を細かくして消化液と混和し、化学的消化を容易にすることを機械的消化という。

　小腸の腸壁のひだ上には無数の絨毛があり、栄養素が吸収されやすくなっている。主要な栄養素のほとんどは小腸で消化・吸収される。したがって、大腸はほとんど消化機能をもたない

表 2-2　糖質の種類と特徴

分類	種類	構成糖	含有食品	特徴
単糖類	ブドウ糖 （グルコース）	グルコース	ぶどうなどの果実 はちみつ	速やかに消化・吸収され全身のエネルギー源となる。血液中に「血糖」として一定量含む
	果糖 （フルクトース）	フルクトース	果物 はちみつ	糖類のなかで最も甘味が強い
	ガラクトース	ガラクトース	乳汁	乳糖の構成成分
二糖類	ショ糖（砂糖） （スクロース）	グルコース ＋フルクトース	砂糖きび 甜菜	茎の絞り汁や根からショ糖をつくる
	乳糖 （ラクトース）	ガラクトース ＋グルコース	乳汁	乳児の貴重なエネルギー源
	麦芽糖 （マルトース）	グルコース ＋グルコース	麦芽 水あめ	唾液や膵臓のアミラーゼ（消化酵素）がでんぷんに作用すると生じる中間物質
多糖類※	でんぷん	グルコース	穀類 いも類 豆類	植物に含まれる貯蔵多糖。グルコースの結合の仕方で直鎖上のアミロースと枝分かれのアミロペクチンがある
	グリコーゲン	グルコース	肝臓や筋肉中に貯蔵	動物の筋肉や肝臓に含まれる貯蔵多糖。ブドウ糖が枝分かれの非常に多い状態で多数結合したもの
	セルロース	グルコース		植物の細胞壁を構成する。難消化性
	ペクチン	ガラクツロン酸	果実	植物の細胞壁を構成する。難消化性

※多糖類にはほかにグルコマンナン、ペクチン、カラギーナンなどがある。

出典：堤ちはる・土井正子編著『子育て・子育ちを支援する　子どもの食と栄養』
萌文書林、2019 年、37 頁を一部改変。

が、水分の吸収および腸内細菌による未消化物の分解が行われる。そして消化・吸収されなかった残渣や、代謝で生じた不必要な物質は、便・尿・汗・呼気として排泄される。

3　栄養素の種類と働き

（1）　炭水化物（糖質）

❶炭水化物の種類と特徴

　炭水化物（carbohydrate）は、組成式 $Cm(H_2O)n$ からなる化合物であり、単糖あるいはそれを最小構成単位とする重合体である。重合度によって分類すると、単糖類、少糖類、多糖類に分類される。単糖類にはブドウ糖、果糖、ガラクトースがある。

単糖が 2〜10 個程度結合した糖を少糖類といい、食品に含まれる糖として主要なものは二糖類である。二糖類にはショ糖、乳糖、麦芽糖などがある。多糖類はでんぷんと非でんぷん性多糖類に分かれ、前者にはアミロースやアミロペクチンがあり、後者にはセルロース、ペクチンなどがある（表 2-2）。また、生理学的分類では、ヒトの消化酵素で消化できる易消化性炭水化物と消化できない難消化性炭水化物に分類できる。炭水化物から繊維（消化されない）を除いたものを糖質という。食物繊維という名称は生理学的な特性を重視した分類法によるものであるが、通常の食品だけを摂取している状態では、摂取される食物繊維のほとんどが非でんぷん性多糖類である。

❷炭水化物の消化と吸収

でんぷんは、消化管腔内で唾液および膵液中のアミラーゼにより消化される（表 2-1）。消化後に少糖類となり、小腸上皮細胞の微絨毛膜のマルターゼなどによる膜消化を受けて単糖類となり吸収される。吸収された単糖類は、門脈（消化管で吸収された単糖類、アミノ酸、水溶性ビタミン、無機質などの水溶性の栄養素を肝臓に運ぶ血管）を経て肝臓に取り込まれ、代謝されるとともに一部はそのまま血糖として体内各組織に送られる。血液中のブドウ糖濃度はホルモンにより調節され、一定の濃度（約 0.1 ％）に保たれている。摂取後すぐに利用されない糖質は、肝臓や筋肉においてグリコーゲンや脂肪に変化してエネルギー貯蔵物質として蓄えられる。

❸炭水化物のはたらき

栄養学的な側面からの炭水化物の最も重要な役割は、エネルギー源としての機能である。易消化性炭水化物（いわゆる糖質）は、約 4kcal/g のエネルギーを産生する。糖質がエネルギーになるときには、ビタミン B_1 を必要とするため、ビタミン B_1 を豊富に含む食品をとることが大切である。炭水化物の栄養学的な主な役割は、脳、神経組織、赤血球、腎尿細管、精巣、酸素不足の骨格筋など、通常はブドウ糖しかエネルギー源として利用できない組織にブドウ糖を供給することである。

脳は体重の 2 ％程度の重量であるが、その個体の基礎代謝量の約 20 ％を消費すると考えられている。難消化性炭水化物は、

腸内細菌による発酵分解によってエネルギーを産生するが、その値は一定でなく、有効エネルギーは 0〜2 kcal/g と考えられている。また、難消化性炭水化物の一部である食物繊維はエネルギー源としてではなく、それ以外の生理的機能による生活習慣病との関連が注目されている。

❹機能性非栄養成分

食物中には、消化管内の酵素で消化を受けない、食物繊維、難消化性オリゴ糖、糖アルコールなどの成分がある。これらは栄養生理学的機能をもつため、機能性非栄養成分とよばれ、構造上糖類に分類される。

食物繊維はヒトの体内には消化する酵素がなく、栄養素ではないものの、排便の促進、胆汁酸の吸着にともなうコレステロールの低下、腸内菌叢の改善など、人間にとって有益な生理作用がある。水に溶けにくい不溶性食物繊維には、精製度の低い穀類（玄米、オートミール、ライ麦パンなど）および野菜などに含まれるセルロースやリグニン、寒天に含まれるアガロースなどがある。水溶性食物繊維には、果物や野菜に含まれるペクチン、こんにゃくに含まれるグルコマンナン、コンブなどの海藻に含まれるアルギン酸などがある。生理機能として、不溶性食物繊維には唾液分泌量の増加、満腹感の維持、排便の促進などがあり、水溶性食物繊維には食後の急激な血糖値上昇の抑制、血清コレステロール値の上昇抑制、血圧上昇の抑制、腸内環境の適正化などがあり、どちらも健康維持には重要な成分である。

難消化性オリゴ糖は、でんぷん、ショ糖などから酵素反応により工業的に合成されるもので、フルクトオリゴ糖、乳化オリゴ糖、ガラクトオリゴ糖、イソマルトオリゴ糖などがある。糖アルコールは単糖類、二糖類から工業的に製造され、ソルビトール、エリスリトール、キシリトール、マルチトールなどがある。いずれも体内では消化されにくく低エネルギーである（1g当たり約2kcal）。また腸内菌叢を改善するため整腸作用がある。

❺糖質を多く含む食品

糖質を多く含む食品はご飯（米）、パン、麺類、いも類、果物などである。食物繊維を多く含む食品には、根菜類、果物、こんにゃく、きのこ類、海藻類などがある。

表2-3　脂質の分類

種類	名称	構造
単純脂質	中性脂肪 ろう	グリセロール＋3分子の脂肪酸 長鎖アルコール＋脂肪酸
複合脂質	リン脂質 糖脂質	グリセロール＋2分子の脂肪酸＋1分子のリン酸 　＋水溶性ビタミン、アミノ酸 グリセロール＋脂肪酸＋ガラクトース
誘導脂質	ステロール	エルゴステロール、コレステロール、 性ホルモン、胆汁酸

出典：堤ちはる「栄養に関する基本的知識」『改訂3版　新　保育士養成講座 第8巻 子どもの
食と栄養』新　保育士養成講座編纂委員会編、全国社会福祉協議会、2018年、36頁。

(2)　脂質

❶脂質の種類と特徴

　脂質(lipids)は、水に溶けず、アルコールなどの有機溶媒に溶解する化合物である。栄養学的に重要な脂質は、脂肪酸、中性脂肪、リン脂質、糖脂質およびステロール類である(表2-3)。

　脂肪酸は炭化水素鎖(水素と炭素のみからできている)の末端にカルボキシル基($-COOH$)を有し、総炭素数が4〜36の分子である。カルボキシル基があるので生体内での代謝が可能になり、エネルギー源として利用される。脂肪酸には炭素間の二重結合がない飽和脂肪酸、1個存在する一価不飽和脂肪酸、2個以上存在する多価不飽和脂肪酸がある(表2-4)。

　多価不飽和脂肪酸はさらに、メチル基($-CH_3$)末端からの最初の2重結合の位置により、n-3系脂肪酸(メチル基末端から3番目)とn-6系脂肪酸(メチル基末端から6番目)に区別される。二重結合のある不飽和脂肪酸には幾何異性体があり、トランス型とシス型の2つの種類がある。自然界に存在する不飽和脂肪酸のほとんどはシス型であるが、マーガリンやショートニング、およびそれらを原料に使ったケーキ、ドーナツなどの菓子、揚げ物などにトランス型(トランス脂肪酸)が含まれる。

　中性脂肪は、グリセロールと脂肪酸が1対3の割合で結合したものであり、モノアシルグリセロール、ジアシルグリセロール、トリアシルグリセロール、トリグリセライドとも呼ばれる。

　リン脂質はリン酸を含む脂質で、レシチンが代表的なものである。糖脂質は、1個以上の単糖がグリコシド結合によって脂質部分に結合している脂質である。

表2-4　主な脂肪酸の分類

分類		脂肪酸名	炭素数(二重結合数)	所在
短鎖脂肪酸	飽和脂肪酸	酪酸	4	バター
		カプロン酸	6	バター、やし油
中鎖脂肪酸	飽和脂肪酸	カプリル酸	8	バター、やし油
		カプリン酸	10	バター、やし油
長鎖脂肪酸	飽和脂肪酸	ラウリン酸	12	やし油、鯨油
		ミリスチン酸	14	やし油、らっかせい油
		パルミチン酸	16	豚脂、牛脂
		ステアリン酸	18	豚脂、牛脂
	一価不飽和脂肪酸	オレイン酸	18（1）	植物油、魚油
	多価不飽和脂肪酸 n-6系	リノール酸	18（2）	ごま油、大豆油
		γ-リノレン酸	18（3）	なたね油などの植物油
		アラキドン酸	20（4）	肝油
	n-3系	α-リノレン酸	18（3）	なたね油などの植物油
		エイコサペンタエン酸（EPA）	20（5）	魚介類
		ドコサヘキサエン酸（DHA）	22（6）	魚介類

出典：堤ちはる「栄養に関する基本的知識」『改訂3版　新　保育士養成講座 第8巻 子どもの食と栄養』
新　保育士養成講座編纂委員会編、全国社会福祉協議会、2018年、37頁。

❷脂質の消化と吸収、代謝

　摂取した食品中の脂質の主成分は、トリアシルグリセロール（中性脂肪）である。そのほかにリン脂質、糖脂質、コレステロールなどが含まれる。食物中のトリアシルグリセロールは主に膵液の酵素であるリパーゼによって消化される（表2-1）。トリアシルグリセロールから生成された脂肪酸とグリセロールは、胆汁酸と混合されてミセルを形成し可溶化される。このミセルには、脂肪酸、グリセロール、リン脂質、コレステロールなどが取り込まれる。小腸上皮細胞の表面に到達したミセルから脂肪酸などが細胞に移行する。小腸上皮細胞内で脂肪酸とグリセロールはトリアシルグリセロールに再合成され、リン脂質やコレステロール、たんぱく質を組み込んだキロミクロンが合成される。キロミクロンは小腸上皮細胞よりリンパ管に移行する。キロミクロンは、脂肪組織、肝臓その他の組織に取り込まれ、エネルギーとして利用される。中鎖脂肪酸は吸収された後、門脈に移行する。

❸脂質のはたらき

　脂質の主な働きはエネルギー源である。脂肪酸は、炭水化物あるいはたんぱく質よりも、1g当たり約9kcalと2倍以上のエネルギー価をもつことから、ヒトはエネルギー蓄積物質とし

表 2-5　血液中の脂質（リポたんぱく質）の種類と機能

種類	機能
キロミクロン	食物中の脂質を腸から体内のその他の場所へ輸送する
超低比重リポたんぱく質（VLDL）	肝臓で合成された中性脂肪を組織へ運ぶ
低比重リポたんぱく質（LDL）	肝臓で合成されたコレステロールを抹消組織へ運ぶ。酸化 LDL は血管壁に沈着して動脈硬化を進行させる
高比重リポたんぱく質（HDL）	血管内皮など末梢組織に蓄積したコレステロールを肝臓に運ぶ

出典：近藤雅雄・松﨑広志編『コンパクト基礎栄養学』朝倉書店、2013 年、76〜77 頁をもとに多田作成。

て優先的に脂質を蓄積する。エネルギーとして利用されずに過剰となった脂肪酸は、中性脂肪の形で皮下、腹腔内、筋肉などに蓄えられる。体に蓄えられた体脂肪は、体温保持やクッションとして体を外的な衝撃から守る働きがある。

　リン脂質は細胞膜の構成成分であり、コレステロールは肝臓において胆汁酸に変換されたり、性ホルモン、副腎皮質ホルモンなどのステロイドホルモン、ビタミン D の前駆体となったりする。脂質は水に溶けないので、血液中ではアポたんぱく質と結合したリポたんぱく質の形で存在し、コレステロールを運搬する役割などを果たしている（表 2-5）。比重が大きいほどアポリポたんぱく質の割合が高く、脂質の割合が低い。また、脂質は脂溶性ビタミン（A、D、E、K）やカロテノイドの吸収を助ける。食品では、食品の脂質部分に脂溶性ビタミンが含まれる。

　n-6 系脂肪酸（リノール酸、アラキドン酸）と n-3 系脂肪酸（α-リノレン酸、イコサペンタエン酸〔EPA〕、ドコサヘキサエン酸〔DHA〕）は体内で合成できず、欠乏すると皮膚炎などを発症するため、必須脂肪酸と呼ばれる。

❹脂質を多く含む食品

　脂質を多く含む食品は、バター、植物油、リブロース、豚バラ肉、鶏皮、ひき肉、ナッツ類、アボカドなどである。飽和脂肪酸はバター、豚脂、牛脂、ヤシ油などに多く含まれる。一価不飽和脂肪酸はオリーブオイルやなたね油に含まれる。多価不飽和脂肪酸のなかで、血栓を防止する働きをもつイコサペンタエン酸（EPA）や脳や神経機能の働きに関与するドコサヘキサエン酸（DHA）は魚油に多く含まれている。

(3) たんぱく質

❶たんぱく質の種類と特徴

　たんぱく質(protein)とは、20種類のアミノ酸がペプチド結合してできた化合物である。アミノ酸は窒素(N)を含むアミノ基($-NH_2$)とカルボキシル基($-COOH$)の両方をもち、ペプチド結合をしている。たんぱく質は、生物の重要な構成成分のひとつであり、構成するアミノ酸の数や種類、またペプチド結合の順序によって種類が異なり、分子量(大きさ)は数千から数千万までさまざまな大きさのものがあり、栄養学的には動物性たんぱく質と植物性たんぱく質に分けられる。ペプチド結合したアミノ酸の個数が少ない場合にはペプチドという。

　たんぱく質を構成するアミノ酸は20種であり、ヒトはそのうち11種をほかのアミノ酸または中間代謝物から合成することができる。それ以外の9種は食事によって摂取しなければならず、それらを不可欠アミノ酸(必須アミノ酸)という。不可欠アミノ酸はヒスチジン、イソロイシン、ロイシン、リシン、メチオニン、フェニルアラニン、トレオニン、トリプトファン、そしてバリンである。たんぱく質の栄養価は、それを構成するアミノ酸(特に不可欠アミノ酸)組成により評価される。

❷たんぱく質の消化と吸収、代謝

　摂取した食品中のたんぱく質は、胃の胃酸やペプシン、膵液中のエンドペプチダーゼ(トリプシン、キモトリプシンなど)とエキソペプチダーゼ(カルボキシペプチダーゼなど)の働きにより、遊離アミノ酸とペプチドに分解される。ペプチドは、小腸のペプチダーゼの働きでトリペプチド、ジペプチド、遊離アミノ酸にまで分解される。小腸における遊離アミノ酸の吸収は、複数の輸送担体により行われる。また、ジペプチドやトリペプチドはアミノ酸輸送系とは異なるペプチド輸送担体によって小腸細胞内に取り込まれ、細胞内ペプチダーゼによって加水分解される。

　腸管より吸収された遊離アミノ酸は、門脈を経て肝臓に入り、そこで肝たんぱく質や血清たんぱく質などが合成され、一部は可欠アミノ酸(非必須アミノ酸)に変化し、一部はそのまま血液中に送出される。血液中のアミノ酸は、各組織に取り込まれ組

織たんぱく質の供給源として、また、ホルモンや生理活性物質、核酸などの構成成分となる。さらに、酸化されるとエネルギーとしても利用される。体たんぱく質は、合成と分解を繰り返しており、動的平衡状態を保っている。体の構成成分として利用されなかったアミノ酸は、二酸化炭素と水に分解される過程でエネルギーを産生し、尿素など窒素化合物になって体外に排泄される。

❸たんぱく質のはたらき

たんぱく質の主な働きは、筋肉や内臓、皮膚、髪、爪、血液、血管結合組織、靱帯、腱など、体の構成成分となることである。したがって、成人においてもたんぱく質を食事から補給する必要があるが、成長期にはそのうえに新生組織の蓄積に必要なたんぱく質を摂取しなければならない。また、たんぱく質は酵素やホルモンとして代謝を調節し、ヘモグロビン、アルブミン、トランスフェリン、アポリポたんぱく質などは物質輸送に関与し、γ-グロブリンは抗体として生体防御に働いている。たんぱく質を構成しているアミノ酸は、たんぱく質合成の素材であるだけでなく、神経伝達物質やビタミン、その他の重要な生理活性物質の前駆体ともなっている。

さらに、糖質や脂質が不足した場合には、酸化されてエネルギー（1g 当たり約 4kcal に相当）としても利用される。たんぱく質の摂取が不足すると体たんぱく質の崩壊が起こり、体重減少や貧血が生じる。

❹たんぱく質を多く含む食品

たんぱく質を多く含む食品は肉類、魚類、乳製品、大豆製品などである。一般的に動物性たんぱく質および大豆たんぱく質は栄養価が高く、植物性たんぱく質（大豆たんぱく質を除く）は栄養価が低い。この栄養価は必須アミノ酸をどれだけバランスよく含んでいるかで決まる。母乳は必須アミノ酸が豊富でプロテインスコアが高く、新生児が母乳だけでも成長できるのはそのためである。

(4)　無機質（ミネラル）

　人体を構成する約20種類の元素のうち、酸素(O)、炭素(C)、水素(H)、窒素(N)は水やたんぱく質、脂質、炭水化物などの有機化合物を構成しており、全体の元素の約96％を占めている。残りの約4％の元素を無機質(ミネラル)といい、生態の機能調節に重要な酵素や補酵素の材料になる。

　体内には多数のミネラルが存在するが、体内で合成することはできないため、食物から摂取しなければならない。種類も多く、さまざまな食品に含まれるため、偏りのない多様な食品を摂取するよう心がける必要がある。特にカルシウムや鉄など成長段階で不足しやすいミネラルは十分に摂取する必要がある。ミネラルの種類、主なはたらき、欠乏症状および過剰症状、多く含まれる食品を表2-6に示した。

(5)　ビタミン

　ビタミンは身体の成長に必要であるだけでなく、体の調子を整えるなど重要な栄養素である。ビタミンは油脂に溶ける「脂溶性ビタミン」と水に溶ける「水溶性ビタミン」に分類される。水溶性ビタミンは多く摂取しても尿と一緒に体外へ排出されるため、毎日摂取することが必要である。一方、脂溶性ビタミンは過剰に摂取しても排出されずに主として肝臓に蓄積され、過剰症を起こすことがあるので、サプリメントなどで多く摂取した場合には過剰摂取が懸念される。ビタミンの種類、特徴および機能、欠乏症状／過剰症状、供給源を表2-7に示した。

表2-6　ミネラルの種類と特徴

	名称（元素記号）	特徴および機能	欠乏症状／過剰症状	供給源
多量ミネラル	ナトリウム（Na）	・細胞外液の主要な陽イオン（Na＋）であり、細胞外液量を維持する ・酸・塩基平衡の調節する ・胆汁、膵液、腸液などの材料となる	・通常の食事をしていれば不足することはなく、むしろ過剰症（高血圧、浮腫など）が問題になる	食塩、塩分を有する調味料（味噌、しょうゆ、ソースなど）、佃煮類、漬物類、加工食品
	カリウム（K）	・細胞内液の主要な陽イオン（K＋）であり、体液の浸透圧を調節する ・酸・塩基平衡を維持する ・神経や筋肉の興奮伝導に関与する	・欠乏症状として疲れやすくなる	野菜、果物類（加工や精製度が進むにつれて含量は減少する）
	カルシウム（Ca）	・体重の1〜2%を占め、その99%は骨および歯に存在し、約1%は血液や組織液、細胞に含まれている ・神経や筋肉の興奮の調節をする ・ビタミンDとの同時摂取で吸収が促進される	・欠乏により骨粗鬆症、成長障害を生じる	牛乳・乳製品、小魚、大豆、大豆製品、緑黄色野菜、海藻類
	マグネシウム（Mg）	・骨や歯の形成ならびに多くの体内の酵素反応やエネルギー産生に寄与する ・生体内に約25g存在し、その50〜60%は骨に存在する	・多量摂取により下痢を生じる	穀類、豆類、葉菜類
	リン（P）	・生体内には最大850g存在し、その85%が骨組織に、14%が軟組織や細胞膜に、1%が細胞外液に存在する ・カルシウムとともに骨格を形成する ・核酸や細胞膜リン脂質の合成、細胞内リン酸化を必要とするエネルギー代謝などに必須の成分である	・通常の食事をしていれば不足することはない ・過剰摂取は、腸管におけるカルシウムの吸収を抑制する	加工食品、魚、肉、卵、牛乳、穀類、豆類
微量ミネラル	鉄（Fe）	・食品中の鉄の主な形態は、たんぱく質と結合したヘム鉄と無機鉄である非ヘム鉄に分けられる。ヘム鉄のほうが吸収率は高い ・ヘモグロビンや各種酵素を構成する ・たんぱく質、ビタミンCは鉄吸収を促進し、フィチン酸、タンニン、シュウ酸などは抑制する	・欠乏症により貧血、運動機能・認知機能等の低下、無力感、食欲不振を生じる	ヘム鉄を多く含む食品：肝臓、肉類（赤身）、貝類、卵 非ヘム鉄を多く含む食品：豆類、緑黄色野菜
	亜鉛（Zn）	・体内に約2,000mg存在し、主に骨格筋、骨、皮膚、肝臓、脳、腎臓などに分布する ・たんぱく質との結合によって生理機能が発揮され、触媒作用、構造の維持作用、調節作用に大別される ・インスリンの生成、貯蔵と分泌の制御 ・抗酸化酵素の構成元素として抗酸化作用に関わる	・欠乏症により、皮膚炎や味覚障害、慢性下痢、低アルブミン血症、免疫機能障害、神経感覚障害、認知機能障害、成長遅延などを生じる	種実類、貝類、肝臓
	銅（Cu）	・成人の生体内に約80mg存在し、約50%は筋肉や骨、約10%は肝臓中に分布する ・約10種類の酵素の活性中心に結合して、エネルギー生成や鉄代謝、細胞外マトリクスの成熟、神経伝達物質の産生、活性酸素除去などに関与する	・欠乏症により、貧血、白血球減少、骨異常、成長障害、心血管系や神経系の異常、毛髪の色素脱失、易感染性などを生じる	肝臓、貝類、甲殻類
	マンガン（Mn）	・成人の体内に12〜20mg存在し、生体内組織および臓器にほぼ一様に分布する ・酵素の構成、酵素の活性化を行っており、骨代謝、糖脂質代謝、運動機能、皮膚代謝等に関与する	・欠乏症により、骨の異常、成長障害を生じる（通常の食生活では欠乏症は起こらない）	豆類、種実類、穀類
	ヨウ素（I）	・70〜80%は甲状腺に存在し、甲状腺ホルモンを構成する ・ヨウ素を含む甲状腺ホルモンは、生殖、成長、発達等の生理的プロセスを制御し、エネルギー代謝を亢進させる。また、甲状腺ホルモンは、胎児の脳、末梢組織、骨格などの発達と成長を促す	・欠乏症により、甲状腺機能の低下を生じる	海藻類、魚介類

※基準値が定められているのは上記以外にセレン、クロム、モリブデンの13種類である。

出典：厚生労働省「日本人の食事摂取基準（2015年版）」2014年をもとに多田作成。

4　水分代謝

　水は体を構成する物質のうちで最も量が多く、成人で約60～65％、乳幼児では70～80％が水分である。水は栄養素の運搬、老廃物の排泄、発汗等による体温調節など、さまざまな反応に関わっており、体内水分の約10％が失われると生命維持がむずかしくなり、20％を失うと死に至る。体内の水分の約3分の2は細胞内に存在し、生体内の化学反応の場となる。残りの約3分の1は細胞外に存在する血液と細胞間液中に存在する。

　体内水分の主な供給源は飲料水（1日約1,500ml）だけではなく、食品中に含まれる水分（約800ml）や、栄養素が体内で代謝されてできる代謝水（約300ml）からも供給されている。一方、体外へは尿、汗、呼吸や皮膚からの不感蒸泄という形でも排出されている。体重1kg当たりの水分必要量は低年齢ほど大きく、発汗、下痢、嘔吐などで水分が大量に失われると脱水症が起きやすい。脱水症になると頻脈、四肢冷感、血圧低下、けいれんなどの症状が出現する。乳幼児期は腎臓の働きが未熟であり、濃度が薄い尿を多量に輩出してしまうため、特に水分補給に留意する必要がある。

5　エネルギーの摂取と消費

(1)　エネルギー換算係数

　エネルギー摂取量は、食品に含まれる脂質、たんぱく質、炭水化物のそれぞれについて、エネルギー換算係数（各成分1g当たりの利用エネルギー量）を用いて算定したものの和である。たんぱく質、脂質、炭水化物のエネルギー換算係数（それぞれの栄養素が単位重量当たりに産生するエネルギー量）はその栄養素が由来する食品によってわずかだが異なる。これらの違いを考慮せず、概数として用いられるのがAtwater（アトウォーター）係数（たんぱく質、脂質、炭水化物それぞれ、4、9、4kcal/g）である。食物繊維が産生するエネルギー量は0～2kcal/gと考えられている。

表 2-7　ビタミンの種類と特徴

	名称	特徴および機能	欠乏症状／過剰症状	供給源
脂溶性ビタミン	ビタミンA	・網膜細胞の保護作用や視細胞における光刺激反応に重要である ・核内受容体に結合して、その生物活性を発現する	・欠乏すると、乳幼児では角膜乾燥症から失明に至ることもある。成人では夜盲症を発症。成長阻害、骨および神経系の発達抑制、上皮細胞の分化・増殖の障害、皮膚の乾燥・肥厚・角質化、免疫機能の低下を生じる ・過剰症(サプリメントや大量のレバー摂取などによる)は頭痛、皮膚の落屑、脱毛、筋肉痛、妊娠初期に胎児の先天性異常症を生じる	レバー、卵黄、うなぎ、緑黄色野菜(にんじん、かぼちゃ、ほうれん草など)
	ビタミンD	・腸管や腎臓でカルシウムとリンの吸収を促進し、骨の形成と成長を促す ・日照により皮膚でも合成される(日照によるビタミンD過剰症は起こらない)	・欠乏症により低カルシウム血症となり、骨吸収が亢進し、小児ではくる病、成人では骨軟化症、骨粗鬆症を生じる ・過剰摂取により、高カルシウム血症、腎障害、軟組織の石灰化障害を生じる	鮭・しらすなどの魚介類、きくらげ・しいたけなどのきのこ類
	ビタミンE	・生体膜を構成する不飽和脂肪酸あるいは他の成分を酸化障害から防御するために、細胞膜のリン脂質二重層内に局在する	・通常の食品からの摂取において、欠乏症や過剰症を来すことはない ・欠乏症として不妊、脳軟化症、肝臓壊死、腎障害、溶血性貧血、筋ジストロフィーを生じる ・過剰症として出血傾向が上昇する	アーモンドなどのナッツ類、うなぎなどの魚介類、大豆、穀類、緑黄色野菜など
	ビタミンK	・肝臓で血液凝固因子を活性化し、血液の凝固を促進する ・骨に存在するたんぱく質を活性化し、骨形成を調節する ・動脈の石灰化を抑制する	・欠乏すると血液凝固が遅延、新生児の頭蓋内出血症や消化管の出血である新生児メレナを生じる	納豆、モロヘイヤ・春菊・ほうれん草などの青菜
水溶性ビタミン	ビタミンB$_1$	・補酵素として、グルコース代謝と分枝アミノ酸代謝に関与している ・炭水化物の摂取量が増加するとビタミンB$_1$の必要量も多くなる	・欠乏すると、神経炎や脳組織への障害が生じる。欠乏症には、脚気とウェルニッケ-コルサコフ症候群がある。初期症状として倦怠感、食欲不振、手足のしびれやむくみなどの症状が現れる	豚肉、生ハム、うなぎ、レバー、玄米など
	ビタミンB$_2$	・補酵素としてエネルギー代謝や物質代謝に関与している	・欠乏すると、成長抑制、口内炎、口角炎、舌炎、脂漏性皮膚炎などが起こる	レバー、うなぎ、卵、納豆、乳製品
	ナイアシン	・補酵素として酸化還元反応に作用する ・ビタミンC・ビタミンEを介する抗酸化系、脂肪酸の生合成、ステロイドホルモンの生合成等の反応に関与している ・DNAの修復、合成、細胞分化に関わっている	・欠乏すると、ナイアシン欠乏症(ペラグラ)が発症する。ペラグラの主症状は、皮膚炎、下痢、精神神経症状である	まぐろ・かつおなどの魚、レバー、肉

名称	特徴および機能	欠乏症状／過剰症状	供給源
ビタミンB$_6$	・アミノ基転移反応、脱炭酸反応、ラセミ化反応などに関与する酵素の補酵素として働いている ・免疫系の維持にも重要である	・欠乏するとリノール酸からアラキドン酸への反応が低下する。また、ペラグラ様症候群、脂漏性皮膚炎、舌炎、口角症、リンパ球減少症が起こり、成人では、うつ状態、錯乱、脳波異常、痙攣発作が起こる	レバー、まぐろ・かつお・いわしなどの魚類、肉
ビタミンB$_{12}$	・メチオニン合成酵素の補酵素として機能する	・欠乏すると、巨赤芽球性貧血（悪性貧血）、脊髄および脳の白質障害、末梢神経障害が起こる	しじみ・赤貝などの貝類、すじこ、レバー、肉類、さんま・いわしなどの魚類
葉酸	・赤血球の成熟やプリン体およびピリミジンの合成に関与している	・欠乏症は、巨赤芽球性貧血である。母体に葉酸欠乏症があると、胎児の神経管閉鎖障害や無脳症を引き起こす。また、動脈硬化の引き金になるホモシステインの血清値を高くする	緑黄色野菜、レバー、納豆
パントテン酸	・糖および脂肪酸代謝に関わっている	・欠乏すると、細胞内のCoA濃度が低下するため、成長停止や副腎傷害、手や足のしびれと灼熱感、頭痛、疲労、不眠、胃不快感をともなう食欲不振などが起こる（広く食品に存在するため、ヒトでの欠乏症はまれである）	レバー、肉類、魚介類、納豆
ビオチン	・ピルビン酸カルボキシラーゼの補酵素であるため、欠乏すると乳酸アシドーシスなどの障害が起きる ・抗炎症物質を生成することによってアレルギー症状を緩和する作用がある	・欠乏すると、乳酸アシドーシス、乾いた鱗状の皮膚炎、萎縮性舌炎、食欲不振、むかつき、吐き気、憂うつ感、顔面蒼白、性感異常、前胸部の痛みなどが惹起される ・欠乏症は、リウマチ、シェーグレン症候群、クローン病などの免疫不全症、1型および2型の糖尿病にも関与している	レバー、卵黄、ししゃも・あさりなどの魚介類、しいたけ・マイタケなどのきのこ類、ピーナッツなどのナッツ類
ビタミンC	・皮膚や細胞のコラーゲンの合成に必須である ・抗酸化作用があり、ビタミンEと協力して活性酸素を消去して細胞を保護している	・欠乏すると、血管がもろくなり出血傾向となる。欠乏症である壊血病の症状は、疲労倦怠、いらいらする、顔色が悪い、皮下や歯ぐきからの出血、貧血、筋肉減少、心臓障害、呼吸困難などが起こる	果物（特に柑橘類やいちご）、野菜、いも類

出典：厚生労働省「日本人の食事摂取基準（2015年版）」2014年をもとに多田作成。

(2) エネルギー摂取量に関わる要因

エネルギー摂取量は、個人の食欲や体格だけではなく、さまざまな因子によって影響を受ける。例えば食事の因子では、重量が同じでもエネルギー密度が高い食品（脂肪や砂糖の含有量が多い菓子類や嗜好飲料、ファストフードなど）が多い食生活ではエネルギー摂取量が多くなりやすく、逆に水分や食物繊維含有量が多い食品（野菜、果物など）が多い食生活ではエネルギー摂取量が過剰になるのを防ぎやすい。

また、食品や料理の味や色、食感、おいしさ、ポーションサイズなどの特性、摂食速度、食事の時間帯なども相互に関連して摂食量に影響する。体内の空腹感―満腹感調節機構では、食事摂取にともない体内の消化管や膵由来の種々の食欲関連ホルモン、迷走神経を介した肝臓からの満腹感シグナルが視床下部に伝達される。さらに、睡眠不足、身体活動、性別、月経周期、遺伝なども摂食量に影響する。

(3) エネルギー消費量

エネルギー消費量は、基礎代謝、食後の熱産生（食事誘発性熱産生）、身体活動の3つに分類される。身体活動はさらに、運動（体力向上を目的に意図的に行うもの）、日常の生活活動、自発的活動（姿勢の保持など）の3つに分けられる。また、乳児および小児では組織合成に要するエネルギーも総エネルギー消費量に含まれる。

❶基礎代謝

基礎代謝量とは、覚醒状態で必要な最小限のエネルギーであり、体重・体組成、年齢、性などで規定される。体重は重いほど、体組成は筋肉量が多いほど基礎代謝量が大きく、年齢は、一般に低年齢の者ほど成長・発達にともなう体内の代謝が活発なために基礎代謝量は大きい。また、女性は一般に男性よりも筋肉量が少なく脂肪が多いために、男性の約90％程度の基礎代謝量である。

基礎代謝は、早朝空腹時に快適な室内（室温など）において安静仰臥位・覚醒状態で測定されるが、多くの場合実測すること

表 2-8　参照体重における基礎代謝量

性　別	男　性			女　性		
年　齢 （歳）	基礎代謝 基準値 （kcal/kg 体重/日）	参照体重 （kg）	基礎代謝量 （kcal/日）	基礎代謝 基準値 （kcal/kg 体重/日）	参照体重 （kg）	基礎代謝量 （kcal/日）
1～2	61.0	11.5	700	59.7	11.0	660
3～5	54.8	16.5	900	52.2	16.1	840
6～7	44.3	22.2	980	41.9	21.9	920
8～9	40.8	28.0	1,140	38.3	27.4	1,050
10～11	37.4	35.6	1,330	34.8	36.3	1,260
12～14	31.0	49.0	1,520	29.6	47.5	1,410
15～17	27.0	59.7	1,610	25.3	51.9	1,310
18～29	24.0	63.2	1,520	22.1	50.0	1,110
30～49	22.3	68.5	1,530	21.7	53.1	1,150
50～69	21.5	65.3	1,400	20.7	53.0	1,100
70以上	21.5	60.0	1,290	20.7	49.5	1,020

出典：厚生労働省「日本人の食事摂取基準（2015 年版）」2014 年、66 頁。

がむずかしいため、基礎代謝基準値（kcal/kg 体重 / 日）および
参照体重（あるいは現体重）から基礎代謝量（kcal/ 日）を求める
（表 2-8）。

❷活動代謝

　身体活動（運動と生活活動）のためのエネルギー代謝を活動代
謝という。運動、生活活動のエネルギー消費は体重、肥満度に
規定される。また、エネルギー源として空腹時にはまずグリコー
ゲンが分解され、次に脂肪が分解される。運動時には糖質と脂
質の両方が燃焼するが、脂質は酸素がないと燃焼しないため、
十分に呼吸し酸素を体に取り込みながらできる有酸素運動
（ウォーキング、ジョギングなど）により体脂肪が燃焼する。有
酸素運動の持続時間が長くなるほど脂肪のエネルギー源として
の利用割合が高まる。

　身体活動レベルは 1 日のエネルギー消費量を 1 日当たりの
基礎代謝量で除した値であり、個別の活動ならびに日常生活の
活動強度を示す（詳細は第 2 節の食事摂取基準参照）。

❸食事誘発性熱産生

　食物を摂取すると栄養素の消化、吸収、運搬、合成などにと
もなう消費エネルギーの増加が起こり、これを食事誘発性熱産

生という。食後の熱産生は、総エネルギー消費量の10％程度に相当し、たんぱく質などの食事の栄養組成の影響も受ける。

第2節 食事摂取基準と献立作成・調理の基本

1 食事摂取基準

(1) 食事摂取基準とは

「日本人の食事摂取基準」は、健康増進法（平成14年法律第103号）第30条に基づき厚生労働大臣が定めるものとされ、国民の健康の保持・増進を図るうえで摂取することが望ましいエネルギーおよび栄養素の量の基準を示すものである。

「日本人の食事摂取基準(2015年版)」は、平成27(2015)年度から令和元(2019)年度の5年間に使用するものである。

「日本人の食事摂取基準(2015年版)」の策定方針は、次の3点である。

- 策定目的に、生活習慣病の発症予防とともに、重症化予防を加えた。
- 対象は、健康な個人並びに集団とし、高血圧、脂質異常、高血糖、腎機能低下に関して保健指導レベルにある者までを含むものとした。
- 科学的根拠に基づく策定を行うことを基本とし、現時点で根拠は十分ではないが、重要な課題については、研究課題の整理も行うこととした。

(2) 食事摂取基準策定の基本事項等

❶指標

1）エネルギーの指標

エネルギーの指標は、エネルギーの摂取量および消費量のバ

図2-3 栄養素の指標の目的と種類

〈目　的〉　　　　　　　〈種　類〉

摂取不足の回避	指定平均必要量、推奨量 ＊これらを推定できない場合の代替指標：目安量
過剰摂取による健康障害の回避	耐容上限量
生活習慣病の予防	目　標　量

出典：厚生労働省「日本人の食事摂取基準（2015年版）」2014年、3頁。

図2-4　食事摂取基準の各指標（推定平均必要量、推奨量、目安量、耐容上限量）を理解するための概念図

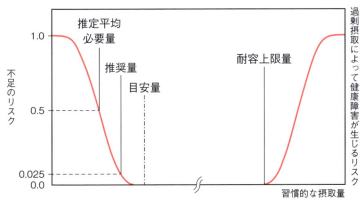

出典：厚生労働省「日本人の食事摂取基準（2015年版）」2014年、7頁。

ランス（エネルギー収支バランス）の維持を示す指標として、「体格（BMI：body mass index）」とされた。

　BMI ＝体重（kg）÷（身長（m））^{2}

2）栄養素の指標

　栄養素の指標は、従前のとおり、3つの目的からなる指標で構成される（図2-3、図2-4）。

〈摂取不足の回避〉

・推定平均必要量：約半数の人が必要量を満たす量
・推奨量：推定平均必要量を補助するもので、ほとんどの人が充足している量
・目安量：一定の栄養状態を維持するのに十分な量であり、目安量以上を摂取している場合は不足のリスクはほとんどないもの。十分な科学的根拠が得られず、推定平均必要量と推奨量が設定できない場合に設定

＜過剰摂取による健康障害の回避＞
・耐容上限量：健康障害をもたらすリスクがないとみなされる習慣的な摂取量の上限の量
＜生活習慣病の予防＞
・目標量：生活習慣病の予防のために現在の日本人が当面の目標とすべき摂取量

❷食事摂取基準策定の留意事項等

1）摂取源

食事として経口摂取されるものに含まれるエネルギーと栄養素が対象となる。食事からの摂取を基本とするが、通常の食品以外に、いわゆるドリンク剤、栄養剤、栄養素を強化した食品（強化食品）、特定保健用食品、栄養機能食品、いわゆる健康食品やサプリメントなど、疾患の治療を目的とせず、健康増進の目的で摂取される食品に含まれるエネルギーと栄養素も含むものとする。

2）摂取期間

食事摂取基準は、習慣的な摂取量の基準を与えるものであり、「1日当たり」を単位として表現したものである。短期間（例えば1日間）の食事の基準を示すものではない。

3）乳児の留意点

出生後6か月未満の乳児では、「推定平均必要量」や「推奨量」を決定するための実験はできない。そして、健康な乳児が摂取する母乳の質と量は乳児の栄養状態にとって望ましいものと考えられる。このような理由から乳児における食事摂取基準は、「目安量」を算定するものとし、具体的には母乳中の栄養素濃度と健康な乳児の母乳摂取量の積とした。この期間を通じた哺乳量は平均0.78 l/日との報告[注1]があるため、基準哺乳量を0.78 l/日とした。

6〜11か月の乳児は、0〜5か月の乳児および（または）1〜2歳の小児の値から外挿して求めている。

4）小児の留意点

食事摂取基準の策定に有用な研究で小児を対象としたものは少ないため、十分な資料が存在しない場合には、成人の値から外挿して求めている。

耐容上限量については、情報が乏しく、算定できなかったも

注1‥‥‥‥‥‥‥‥
以下の論考参照。
鈴木久美子・佐々木晶子・新澤佳代他「離乳食前乳児の哺乳量に関する研究」『栄養学雑誌』日本栄養改善学会、62巻6号、2004年、369〜372頁。
廣瀬潤子・遠藤美佳・柴田克己他「日本人母乳栄養児（0〜5ヵ月）の哺乳量」『日本母乳哺育学会雑誌』日本母乳哺育学会、2巻1号、2008年、23〜28頁。

のが多いが、これは多量に摂取しても健康障害が生じないことを保障するものではないため、十分に注意を払うべきである。

（3）　乳児・小児における基準策定にあたっての留意事項

「日本人の食事摂取基準（2015年版）」では、参考資料として、乳児・小児における基準策定にあたっての留意事項が示されている。また、年齢別の食事摂取基準を表2-9～2-13に示す。

❶エネルギー

　エネルギーについては、エネルギーの摂取量および消費量のバランス（エネルギー収支バランス）の維持を示す指標としてBMIを採用することとしたが、今回の策定では、目標とするBMIの提示が成人に限られていることから、参考資料として示されているエネルギー必要量を参照する。

　また、乳児および小児のエネルギー摂取量の過不足のアセスメントには、成長曲線（身体発育曲線）を用いる。体重や身長を計測し、成長曲線（身体発育曲線）のカーブに沿っているか、体重増加がみられず成長曲線から大きく外れていっていないか、成長曲線から大きく外れるような体重増加がないかなど、成長の経過を縦断的に観察する。

❷たんぱく質

　乳児の場合、たんぱく質必要量は、成人のように窒素出納法で決められないので、健康な乳児が摂取する母乳や人工乳などに含有されているたんぱく質量から算定されることになる。したがって、目安量の概念に基づいて算定されている。

　小児（1～17歳）の推定平均必要量算定の参照値は、たんぱく質維持必要量と成長にともない蓄積されるたんぱく質蓄積量から要因加算法によって算出した。ただし、利用効率は、体重維持の場合のたんぱく質利用効率である。推定平均必要量は、推定平均必要量算定の参照値に参照体重を乗じた値とした。推奨量は、個人間の変動係数を成人と同様に12.5％と見積もり、推定平均必要量に推奨量算定係数1.25を乗じた値とした。

表 2-9　乳児の食事摂取基準

エネルギー・栄養素			月　齢	0～5(月)		6～8(月)		9～11(月)	
			策定項目	男児	女児	男児	女児	男児	女児
エネルギー		(kcal/日)	推定エネルギー必要量	550	500	650	600	700	650
たんぱく質		(g/日)	目安量	10		15		25	
脂　質	脂質	(%エネルギー)	目安量	50		40			
	飽和脂肪酸	(%エネルギー)	—	—		—			
	n-6系脂肪酸	(g/日)	目安量	4		4			
	n-3系脂肪酸	(g/日)	目安量	0.9		0.8			
炭水化物	炭水化物	(%エネルギー)	—	—		—			
	食物繊維	(g/日)	—	—		—			
ビタミン	脂溶性	ビタミンA (μgRAE/日)※1	目安量	300		400			
			耐容上限量	600		600			
		ビタミンD (μg/日)	目安量	5.0		5.0			
			耐容上限量	25		25			
		ビタミンE (mg/日)	目安量	3.0		4.0			
		ビタミンK (μg/日)	目安量	4		7			
	水溶性	ビタミンB$_1$ (mg/日)	目安量	0.1		0.2			
		ビタミンB$_2$ (mg/日)	目安量	0.3		0.4			
		ナイアシン (mgNE/日)※2	目安量	2		3			
		ビタミンB$_6$ (mg/日)	目安量	0.2		0.3			
		ビタミンB$_{12}$ (μg/日)	目安量	0.4		0.5			
		葉酸 (μg/日)	目安量	40		60			
		パントテン酸 (mg/日)	目安量	4		3			
		ビオチン (μg/日)	目安量	4		10			
		ビタミンC (mg/日)	目安量	40		40			
ミネラル	多量	ナトリウム (mg/日)	目安量	100		600			
		(食塩相当量) (g/日)	目安量	0.3		1.5			
		カリウム (mg/日)	目安量	400		700			
		カルシウム (mg/日)	目安量	200		250			
		マグネシウム (mg/日)	目安量	20		60			
		リン (mg/日)	目安量	120		260			
	微量	鉄 (mg/日)※3	目安量	0.5		—			
			推定平均必要量	—		3.5	3.5	3.5	3.5
			推奨量	—		5.0	4.5	5.0	4.5
		亜鉛 (mg/日)	目安量	2		3			
		銅 (mg/日)	目安量	0.3		0.3			
		マンガン (mg/日)	目安量	0.01		0.5			
		ヨウ素 (μg/日)	目安量	100		130			
			耐容上限量	250		250			
		セレン (μg/日)	目安量	15		15			
		クロム (μg/日)	目安量	0.8		1.0			
		モリブデン (μg/日)	目安量	2		10			

注：※1　プロビタミンAカロテノイドを含まない。
　　※2　0～5か月児の目安量の単位はmg/日。
　　※3　6～11か月は一つの月齢区分として男女別に算定した。

出典：厚生労働省「日本人の食事摂取基準(2015年版)」2014年、361頁。

表2-10　小児（1〜2歳）の推定エネルギー必要量

	男　子			女　子		
身体活動レベル	Ⅰ	Ⅱ	Ⅲ	Ⅰ	Ⅱ	Ⅲ
エネルギー　（kcal/ 日）	―	950	―	―	900	―

出典：厚生労働省「日本人の食事摂取基準（2015 年版）」2014 年、362 頁。

表2-11　小児（1〜2歳）の食事摂取基準

栄養素			男　子					女　子				
			推定平均必要量	推奨量	目安量	耐容上限量	目標量	推定平均必要量	推奨量	目安量	耐容上限量	目標量
たんぱく質		(g/日)	15	20	―	―	―	15	20	―	―	―
		(%エネルギー)	―	―	―	―	13〜20 (16.5)[※1]					13〜20 (16.5)[※1]
脂質	脂質	(%エネルギー)	―	―	―	―	20〜30 (25)[※1]					20〜30 (25)[※1]
	飽和脂肪酸	(%エネルギー)	―	―	―	―	―					―
	n-6 系脂肪酸	(g/日)	―	―	5	―	―			5		―
	n-3 系脂肪酸	(g/日)	―	―	0.7	―	―			0.8		―
炭水化物	炭水化物	(%エネルギー)	―	―	―	―	50〜65 (57.5)[※1]					50〜65 (57.5)[※1]
	食物繊維	(g/日)	―	―	―	―	―					―
ビタミン	脂溶性	ビタミンA　(µgRAE/日)[※2]	300	400	―	600	―	250	350	―	600	―
		ビタミンD　(µg/日)	―	―	2.0	20	―	―	―	2.0	20	―
		ビタミンE　(mg/日)[※3]	―	―	3.5	150	―	―	―	3.5	150	―
		ビタミンK　(µg/日)	―	―	60	―	―	―	―	60	―	―
	水溶性	ビタミンB₁　(mg/日)	0.4	0.5	―	―	―	0.4	0.5	―	―	―
		ビタミンB₂　(mg/日)	0.5	0.6	―	―	―	0.5	0.5	―	―	―
		ナイアシン　(mgNE/日)[※4]	5	5	―	60 (15)	―	4	5	―	60 (15)	―
		ビタミンB₆　(mg/日)[※5]	0.4	0.5	―	10	―	0.4	0.5	―	10	―
		ビタミンB₁₂　(µg/日)	0.7	0.9	―	―	―	0.7	0.9	―	―	―
		葉酸　(µg/日)[※6]	70	90	―	200	―	70	90	―	200	―
		パントテン酸　(mg/日)	―	―	3	―	―	―	―	3	―	―
		ビオチン　(µg/日)	―	―	20	―	―	―	―	20	―	―
		ビタミンC　(mg/日)	35	35	―	―	―	30	35	―	―	―
ミネラル	多量	ナトリウム　(mg/日)	―	―	―	―	―	―	―	―	―	―
		（食塩相当量）　(g/日)	―	―	―	―	3.0 未満	―	―	―	―	3.5 未満
		カリウム　(mg/日)	―	―	900	―	―	―	―	800	―	―
		カルシウム　(mg/日)	350	450	―	―	―	350	400	―	―	―
		マグネシウム　(mg/日)[※7]	60	70	―	―	―	60	70	―	―	―
		リン　(mg/日)	―	―	500	―	―	―	―	500	―	―
	微量	鉄　(mg/日)	3.0	4.5	―	25	―	3.0	4.5	―	20	―
		亜鉛　(mg/日)	3	3	―	―	―	3	3	―	―	―
		銅　(mg/日)	0.2	0.3	―	―	―	0.2	0.3	―	―	―
		マンガン　(mg/日)	―	―	1.5	―	―	―	―	1.5	―	―
		ヨウ素　(µg/日)	35	50	―	250	―	35	50	―	250	―
		セレン　(µg/日)	10	10	―	80	―	10	10	―	70	―
		クロム　(µg/日)	―	―	―	―	―	―	―	―	―	―
		モリブデン　(µg/日)	―	―	―	―	―	―	―	―	―	―

注：※1　範囲については、おおむねの値を示したものである。（　）内は範囲の中央値を示したものであり、最も望ましい値を示すものではない。
　　※2　推定平均必要量、推奨量はプロビタミン A カロテノイドを含む。耐容上限量は、プロビタミン A カロテノイドを含まない。
　　※3　α-トコフェロールについて算定した。α-トコフェロール以外のビタミン E は含んでいない。
　　※4　耐容上限量は、ニコチンアミドの mg 量、（　）内はニコチン酸の mg 量。参照体重を用いて算定した。
　　※5　耐容上限量は、食事性ビタミン B₆ の量ではなく、ピリドキシンとしての量である。
　　※6　耐容上限量は、プテロイルモノグルタミン酸の量として算定した。
　　※7　通常の食品からの摂取の場合、耐容上限量は設定しない。通常の食品以外からの摂取量の耐容上限量は、小児では 5mg/kg 体重/日とする。

出典：厚生労働省「日本人の食事摂取基準（2015 年版）」2014 年、362 頁。

表2-12　小児（3〜5歳）の推定エネルギー必要量

身体活動レベル	男子			女子		
	Ⅰ	Ⅱ	Ⅲ	Ⅰ	Ⅱ	Ⅲ
エネルギー　（kcal/日）	—	1,300	—	—	1,250	—

出典：厚生労働省「日本人の食事摂取基準（2015年版）」2014年、363頁。

表2-13　小児（3〜5歳）の食事摂取基準

栄養素			男子					女子				
			推定平均必要量	推奨量	目安量	耐容上限量	目標量	推定平均必要量	推奨量	目安量	耐容上限量	目標量
たんぱく質		（g/日）	20	25	—	—	—	20	25	—	—	—
		（%エネルギー）	—	—	—	—	13〜20 (16.5)[※1]	—	—	—	—	13〜20 (16.5)[※1]
脂質	脂質	（%エネルギー）	—	—	—	—	20〜30 (25)[※1]	—	—	—	—	20〜30 (25)[※1]
	飽和脂肪酸	（%エネルギー）	—	—	—	—	—	—	—	—	—	—
	n-6系脂肪酸	（g/日）	—	—	7	—	—	—	—	6	—	—
	n-3系脂肪酸	（g/日）	—	—	1.3	—	—	—	—	1.1	—	—
炭水化物	炭水化物	（%エネルギー）	—	—	—	—	50〜65 (57.5)[※1]	—	—	—	—	50〜65 (57.5)[※1]
	食物繊維	（g/日）	—	—	—	—	—	—	—	—	—	—
ビタミン	脂溶性	ビタミンA（μgRAE/日）[※2]	350	500	—	700	—	300	400	—	700	—
		ビタミンD（μg/日）	—	—	2.5	30	—	—	—	2.5	30	—
		ビタミンE（mg/日）[※3]	—	—	4.5	200	—	—	—	4.5	200	—
		ビタミンK（μg/日）	—	—	70	—	—	—	—	70	—	—
	水溶性	ビタミンB$_1$（mg/日）	0.6	0.7	—	—	—	0.6	0.7	—	—	—
		ビタミンB$_2$（mg/日）	0.7	0.8	—	—	—	0.6	0.8	—	—	—
		ナイアシン（mgNE/日）[※4]	6	7	—	80 (20)	—	6	7	—	80 (20)	—
		ビタミンB$_6$（mg/日）[※5]	0.5	0.6	—	15	—	0.5	0.6	—	15	—
		ビタミンB$_{12}$（μg/日）	0.8	1.0	—	—	—	0.8	1.0	—	—	—
		葉酸（μg/日）[※6]	80	100	—	300	—	80	100	—	300	—
		パントテン酸（mg/日）	—	—	4	—	—	—	—	4	—	—
		ビオチン（μg/日）	—	—	20	—	—	—	—	20	—	—
		ビタミンC（mg/日）	35	40	—	—	—	35	40	—	—	—
ミネラル	多量	ナトリウム（mg/日）	—	—	—	—	—	—	—	—	—	—
		（食塩相当量）（g/日）	—	—	—	—	4.0未満	—	—	—	—	4.5未満
		カリウム（mg/日）	—	—	1,100	—	—	—	—	1,000	—	—
		カルシウム（mg/日）	500	600	—	—	—	450	550	—	—	—
		マグネシウム（mg/日）[※7]	80	100	—	—	—	80	100	—	—	—
		リン（mg/日）	—	—	800	—	—	—	—	600	—	—
	微量	鉄（mg/日）	4.0	5.5	—	25	—	3.5	5.0	—	25	—
		亜鉛（mg/日）	3	4	—	—	—	3	4	—	—	—
		銅（mg/日）	0.3	0.4	—	—	—	0.3	0.4	—	—	—
		マンガン（mg/日）	—	—	1.5	—	—	—	—	1.5	—	—
		ヨウ素（μg/日）	45	60	—	350	—	45	60	—	350	—
		セレン（μg/日）	10	15	—	110	—	10	10	—	110	—
		クロム（μg/日）	—	—	—	—	—	—	—	—	—	—
		モリブデン（μg/日）	—	—	—	—	—	—	—	—	—	—

注：※1　範囲については、おおむねの値を示したものである。（　）内は範囲の中央値を示したものであり、最も望ましい値を示すものではない。
　　※2　推定平均必要量、推奨量はプロビタミンAカロテノイドを含む。耐容上限量は、プロビタミンAカロテノイドを含まない。
　　※3　α-トコフェロールについて算定した。α-トコフェロール以外のビタミンEは含んでいない。
　　※4　耐容上限量は、ニコチンアミドのmg量、（　）内はニコチン酸のmg量。参照体重を用いて算定した。
　　※5　耐容上限量は、食事性ビタミンB$_6$の量ではなく、ピリドキシンとしての量である。
　　※6　耐容上限量は、プテロイルモノグルタミン酸の量として算定した。
　　※7　通常の食品からの摂取の場合、耐容上限量は設定しない。通常の食品以外からの摂取量の耐容上限量は、小児では5mg/kg体重/日とする。

出典：厚生労働省「日本人の食事摂取基準（2015年版）」2014年、363頁。

❸食物繊維

小児において頻度の高い健康障害として便秘があるが、量的な議論はなく、そのため目標量の算定には利用できない。しかしながら、生活習慣病の発症には長期間にわたる習慣的な栄養素摂取量が影響することなどから、小児期の食習慣が成人後の循環器疾患の発症やその危険因子に影響を与えている可能性も示唆されている。また、小児期の食習慣はその後の食習慣にある程度影響しているという報告が複数あることより、小児期においても食事摂取基準を算定することが勧められている。

なお、1～5歳の小児における摂取量の評価はむずかしく、わが国における摂取実態の詳細は明らかになっていない。目標量を算定する根拠が乏しいことから、6～17歳に限って、成人と同じ方法で目標量を算出した。なお、算出された目標量よりも現在の摂取量の中央値が多い場合には、現在の摂取量の中央値を目標量とした。

❹ビタミンD

母乳栄養児でのビタミンD不足は国際的に課題となっている。「ビタミンD欠乏性くる病・低カルシウム血症の診断マニュアル」(日本小児内分泌学会)では、ビタミンD欠乏の危険因子として、完全母乳栄養、母親のビタミンD欠乏、日光暴露不足があげられている。

❺ビタミンK

新生児はビタミンKの欠乏に陥りやすい。臨床領域におけるビタミンK経口投与が行われていることを前提として、目安量を設定した。

❻カリウム

生活習慣病予防との関連について、1～5歳のカリウム摂取では、摂取量の評価そのものがむずかしく、わが国における摂取実態の詳細は明らかになっていないなど、目標量を算定する根拠が乏しいことから、6～17歳に限って、成人と同じ方法で目標量を算出した。なお、算出された目標量よりも現在の平均摂取量が多い場合には、現在の平均摂取量を目標量とした。

❼カルシウム

　乳児の目安量については、母乳中のカルシウム濃度および哺乳量から算出されている。

　小児期、特に思春期(12〜14歳)は骨塩量増加にともなうカルシウム蓄積量が生涯で最も増加する時期で、カルシウム推奨量は他の年代に比べて最も多い。

(4) 活用に関する基本的事項

　健康的な個人または集団を対象として、健康の保持・増進、生活習慣病の予防のための食事改善に「日本人の食事摂取基準」を活用する場合は、PDCAサイクルに基づく活用が基本となる(図2-5)。

　特に、活用にあたっては、食事摂取状況(エネルギーや各栄養素の摂取状況)のアセスメントを行い、食事調査によって得られる摂取量と食事摂取基準の各指標で示されている値を比較するとともに、エネルギーや各種栄養素の摂取量が適切かどうかを評価し、食事の改善をめざした計画の立案・実施・検証を行い、その検証結果をふまえて計画内容をさらに改善していくことが必要となる。なお、食事調査など調査方法によっては測定誤差なども生じるため、誤差の種類やその特徴、程度など限

図2-5　食事摂取基準の活用とPDCAサイクル

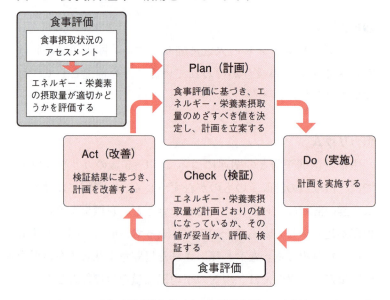

出典：厚生労働省「日本人の食事摂取基準(2015年版)」2014年、21頁。

図 2-6　食事摂取基準の活用と食事摂取状況のアセスメント

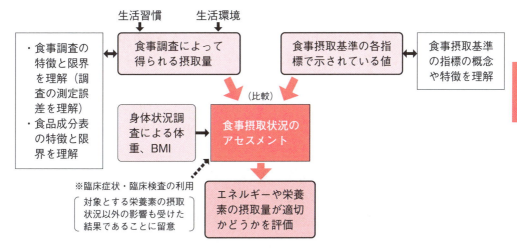

出典：厚生労働省「日本人の食事摂取基準（2015年版）」2014年、22頁。

界を十分に理解したうえでアセスメントを行い、評価につなげることが重要である（図2-6）。

2　献立作成と調理の基本

(1)　基本的な考え方

　子どもの食事は、子どもの健やかな発育・発達、健康状態・栄養状態の維持および生活の質（QOL）の向上をめざし、子どもの食事・食生活を支援していくという視点が大切である。また、食事の提供と食育を一体的な取り組みとしていくことが重要であり、以下に留意点をあげる。

❶発育・発達に応じていること

　乳幼児期は、成人と比べると発育・発達がめざましい時期であり、一人ひとりの発育・発達の差が大きい。そのため、月齢、年齢で一律の対応や支援を行うのではなく、一人ひとりの発育・発達状態、健康状態・栄養状態をふまえて、個人の状態に合わせた対応や支援を行うことが求められる。

　すなわち、発育の状況に応じた栄養補給量、発達に応じ咀嚼や嚥下、食具の使用の学習をしていけるような調理の形態の工夫などが必要である。

❷一人ひとりの健康状態や身体状況に応じていること

食物アレルギーや障害、慢性疾患を有する子ども、また風邪などの感染症を含めて、子ども一人ひとりの健康状態、身体状況に応じた食事の配慮が必要である。

これらの対応については、嘱託医、かかりつけ医などの指示・指導のもとに、管理栄養士・栄養士、調理員、保育士などの職員間で情報を共有し、必要な配慮を適切に行う必要がある。

❸子どもの栄養・食生活への関心を高める

子どもの食に関する嗜好や体験が広がりかつ深まるように、多様な食品や味、料理の組み合わせにも配慮することが求められる。また、学童期以降は食材から調理、食卓までのプロセスなど食に関する幅広い知識や技術を段階的に習得していくことができるように支援することも必要である。

❹豊かな食事体験

子どもにとって、1回1回の食事そのものが栄養教育（食育）につながる。そのため、食物を見て、においを感じ、手で触り、口の中で感じ味わい、言葉で表現し、友だちや保育者とともに食べるという「食べる行為」そのものを獲得し、楽しんでいくことが大切である。経験の幅を広げることは受容できる食べ物を増やすことにもつながる。

また、季節（旬）を感じること、行事食を通じて日本の文化にふれることなどから食べ物のめぐみに感謝する気持ちを育てること、食べることへの意欲や関心を高めることにつながっていく。

(2)　献立作成の配慮事項

食事計画を行う際には、子どもの発育・発達状況、栄養状態、生活状況等について把握し、「日本人の食事摂取基準」を参考として子どもの特性に応じて提供することが必要である。そのために適正なエネルギーおよび栄養素の量を確保できるようにする。子どもの健康状態および栄養状態に特に問題がないと判断される場合であっても、基本的にエネルギー、たんぱく質、脂質、ビタミン A、ビタミン B_1、ビタミン B_2、ビタミン C、

カルシウム、鉄、ナトリウム（食塩）、食物繊維について考慮するのが望ましい。

　また、献立の作成にあたっては、季節感や地域性などを考慮し、品質がよく幅広い種類の食品を取り入れ、調理方法が重ならないように、主食、主菜、副菜といった組み合わせを考慮した献立を作成する。また、咀嚼や嚥下機能、食具使用の発達状況などを観察し、その発達を促すことができるように、食品の種類や調理方法に配慮する。また、子どもの食に関する嗜好や体験が広がりかつ深まるよう、食品や料理の組み合わせ、色、味、形、温度、調理方法、盛り付け、配膳にも配慮する。

　食物アレルギーや障害など個別の状況に配慮するとともに、発熱や下痢、嘔吐などの症状や食欲の有無など子どもの状況に応じ、献立の変更などを行う。

　なお、子どもの発育・発達状況、栄養状態、摂食量、残食量などについて、一定期間ごとに確認を行い、栄養補給量や献立、食事の計画の見直しを定期的に行うことが必要である。

　そのほか、予算、調理人員、施設設備、調理時間、食事環境なども考慮して献立を作成する。

(3)　調理における配慮事項

　調理は、あらかじめ作成された献立により行わなければならない。同じ食材でも調理方法によって大きさ、固さ、食感などが異なってくるので、子どもの咀嚼機能や摂食行動などの発達状況に応じた調理方法を選択する。

　また作業指示書や作業工程表を作成し、調理工程と作業工程がわかるようにし、あらかじめ計画した料理（量、味、色、温度など）にできあがるようにする。食物アレルギーの子どもに対応した除去食を調理する際には、除去する食品が混入しないように、調理施設内の作業動線や作業工程、配膳に留意する。

　食事の提供に係る業務が、衛生的かつ安全に行われるよう、食事の提供に関係する職員の健康診断および定期検便、食品の衛生的取り扱い、消毒等保健衛生に万全を期し、食中毒や感染症の発生防止に努める必要がある。

（4） 計画、実施、評価、改善と 多職種連携による取り組み

　食事の提供にあたっては、献立作成、調理、盛り付け・配膳、喫食など各場面をとおして関係する職員が多岐にわたる。そのため、定期的に施設長を含む、管理栄養士・栄養士、調理員、保育士など関係職員による情報の共有を図り、食事の計画、実施、評価、改善（PDCA サイクル）を行う。

学習のふりかえり

1 「栄養」の定義を理解できたか。

2 栄養素の分類と、それぞれの栄養素の主な働きについて理解できたか。

3 食事摂取基準の目的と、記載内容の詳細を把握できたか。

4 献立作成の際に考慮すべきことは何だったか。

参考文献:
1. 細谷憲政『人間栄養とレギュラトリーサイエンス—食物栄養学から人間栄養学への転換を求めて』第一出版、2010 年。
2. 細谷憲政『人間栄養学—健康増進・生活習慣病予防の保健栄養の基礎知識（3 訂）』調理栄養教育公社、2000 年。
3. 武藤泰敏編著、細谷憲政監『消化・吸収—基礎と臨床（改訂新版）』第一出版、2002 年。
4. 近藤雅雄・松﨑広志編『コンパクト基礎栄養学』朝倉書店、2013 年。
5. 奥恒行・柴田克己編『基礎栄養学　改訂第 3 版』（健康・栄養科学シリーズ）南江堂、2010 年。
6. 奥恒行・柴田克己編『基礎栄養学　改訂第 5 版』（健康・栄養科学シリーズ）南江堂、2015 年。
7. 厚生労働省「日本人の食事摂取基準(2015 年版)」2014 年。
8. 脊山洋右・廣野治子編『コンパクト栄養学　改訂第 3 版』南江堂、2010 年。

9. 文部科学省「日本食品標準成分表 2015 年版」2015 年。
10. Black AE, Coward WA, Cole TJ, et al.(1996)'Human energy expenditure in affluent societies:an analysis of 574 doubly-labelled water measurements', *European Journal of Clinical Nutrition*, Vol. 50, No 2, pp.72-92.
11. 厚生労働省「児童福祉施設における食事の提供ガイド」2010 年。

第3章 子どもの発育・発達と食生活

学習のポイント

　子どもの栄養・食生活は、生命の維持とともに発育・発達にも大きな影響をもつ。そこで、乳児期の授乳・離乳の意義、幼児期、学童期、さらに思春期以降に至るまでの心身の発達と食生活について、それぞれの時期の特徴を把握することが必要となる。さまざまな組織や器官には発育・発達に最適な時期があり、それを逃すと本来の発育・発達が望めなくなることもある。そこで、各時期に最もふさわしい支援が行えるような力を養う。また、生涯発達のなかで、各ライフステージの栄養・食生活の状況が、発育・発達にどのような影響を及ぼすかについても、学びを深めていく。

　子どもが幼ければ、自らが食環境を整えることは難しいことから、保護者の食生活への配慮も欠かせない。近年、保護者の就労状況の変化、外食産業の影響などにより、子どもの食環境や食事内容が以前とは変化している。そこで、これらの現状や問題点を知り、家庭の食生活が健全に営まれるように支援する方法を学ぶ。

乳児期の心身の特徴と食生活の関係

1 乳児期の栄養・食生活の特徴

　乳児期の栄養・食生活は、生命を維持し、生活活動を行うために必要なエネルギーや栄養素の補給に加え、成長・発達を促すためにも重要な意味をもつ。身体的・心理的な発育・発達状況は成長過程により異なることから、各月齢に適する栄養法を選択する必要がある。

　また、乳児期には味覚や食嗜好の基礎が培われ、それらは将来の食習慣にも影響を与えるために、この時期の栄養・食生活については、生涯を通じた健康という長期的な視点からも考える必要があり、子どもたちには適切な食事を、好ましい環境のもとに提供することがきわめて重要である。

　乳児期の栄養・食生活の主な特徴としては、①消化・吸収機能、代謝機能が未熟であること、②エネルギー、栄養素の体重当たりの必要量がほかの年齢に比べて多いこと、③適正な栄養量の幅が狭く、過不足時の影響が大きいこと、④味覚の発達や食習慣の基礎づくりの時期にあること、⑤感染や疾病に対する抵抗力が弱いこと、⑥成長・発達の個人差が大きいこと、などがあげられる。

2 乳児期の食べる機能、食行動の変化

(1) 咀嚼・嚥下機能の変化

　乳児期の乳汁摂取のための哺乳行動は、探索反射(乳首を探す)、捕捉反射(乳首を口に入れる)、吸啜反射(乳首から乳汁を吸い出す)、嚥下反射(乳汁を飲み込む)の一連の反射運動によって営まれている。出生後数日で呼吸を停止することなくリズミカルに吸啜し、嚥下された乳汁は、嚥下運動と協調した食道の

蠕動運動によって胃に送られるようになる。

　生後3か月ころまでは口に固形物を入れるとそれを押し出すような反射がみられるが、それ以降は半固形物を嚥下できるようになる。生後5〜6か月ころからはものを噛む機能も現れてくる。

(2)　食行動の変化

　乳児は生後5〜6か月までは乳汁で健康を維持し順調な発育をする。しかし、それ以降月齢が進むにつれ、乳汁を飲むという生来の反射行為から、乳汁以外の食物に関心を示し、それを口にする、食べるという行為に移っていく。また、生後6〜7か月ころになると、多くの乳児に生歯がみられるようになり、形のある食物を口中に入れ、歯や歯ぐきを刺激することを好むようになる。

　乳児はスプーンで離乳食を与えられることから、次第に自分で食物を手づかみで食べることや、スプーンやフォークなどに興味を示すようになっていく。これらの毎回の食事の体験をとおして、乳児は食物摂取能力や食事の仕方を身に付けていく。

3　乳汁栄養

(1)　母乳栄養

❶母乳育児の意義

　母乳は乳児にとって、最も自然で理想的なエネルギーと栄養素の供給源である。また母乳育児は授乳をとおしたふれあいにより、母子の絆をより深めるものである。母乳育児の利点として次のようなことがあげられる。

ア　乳児にとっての利点
1)免疫学的防御作用をもつ

　母乳栄養児は胃腸や呼吸器の感染症、再発性中耳炎などの感染率や重症度が、人工栄養児に比べて低いことが知られている。これは、母乳中に含まれる分泌型免疫グロブリンA(sIgA)、ラ

クトフェリン、リゾチーム、ビフィズス菌増殖因子などの感染防御因子のはたらきによる。

2) 成分組成が乳児に最適であり、代謝負担が少ない

母乳には乳児に必要な乳糖、脂肪、たんぱく質、ビタミン、カルシウム、そのほかのミネラルなどの栄養素が過不足なく含まれており、これらのほとんどが消化・吸収されるので、代謝負担が少ない。

ほかの動物の乳と比較すると、母乳は乳糖（ラクトース）の含有量が多く、たんぱく質は少ない。これは、ヒトの脳が生後急速に発達するために多くのエネルギーを必要とするからである。また、脳や目の網膜の発達に重要な成分のタウリン（アミノ酸の一種）を含んでいる。

3) 顔全体の筋肉や顎を発達させる

母乳を飲むとき、口の周囲の筋肉、上下の顎、頬の筋肉など、顔全体の筋肉を使う。そのため自然に顔全体の筋肉や顎の発達が促される。

4) 信頼関係を育む

乳児は授乳中のにおい（嗅覚）で母親を認識する。さらに母親の顔の表情や目の動きを見る（視覚）、母親のささやき声や乳を吸う音を聞く（聴覚）、乳房や肌のぬくもりを感じる（触覚）など、授乳中は五感を使い母親への愛着とともに信頼関係を育んでいく。

5) 乳幼児突然死症候群（SIDS）発症リスクが低い

人工栄養児に比べ、母乳栄養児は生後1年以内の乳幼児突然死症候群（SIDS）の発症頻度が低いという報告がある。

6) 小児期の肥満やのちの2型糖尿病の発症リスクが低下する

人工栄養児に比べ、母乳栄養児は、小児期の肥満やのちの2型糖尿病の発症リスクの低下が報告されている。しかし、肥満発症について完全母乳栄養児と混合栄養児の間に差はみられない。

7) 新鮮で衛生的である

母乳はいつも新鮮で、乳児にとって適温である。また、授乳時に細菌汚染される機会が少なく、衛生的である。

イ　母親にとっての利点

1)出産後の子宮の回復を早める

乳児が母親の乳首を吸うことにより、脳下垂体後葉から射乳ホルモンであるオキシトシンが母体内で分泌され、乳頭から母乳を分泌させる。このオキシトシンには子宮収縮作用があり、出産後の子宮の回復を早める。

2)母性ホルモン(プロラクチン)を分泌させる

乳児に母乳を飲ませると、オキシトシンのほかに脳下垂体前葉からプロラクチンというホルモンが分泌される。プロラクチンは、乳児の泣き声や授乳に反応して血液中の濃度が増加し、母乳分泌が促される。そのため、プロラクチンは「母性ホルモン」や「母性愛ホルモン」とも呼ばれる。

3)妊娠前の体重への回復を促す

授乳期には、母体中にコレシストキニンというホルモンが分泌されるが、このホルモンは、下腹部、臀部、大腿部の脂肪をそぎ落とすはたらきがあり、妊娠前の体重への自然な回復を促す。

4)排卵を抑制する

母乳をつくるはたらきをするプロラクチンは排卵と月経周期に対して抑制的にはたらく。母乳分泌時には、大量のプロラクチンが分泌され排卵を抑制する。そのために、授乳中は妊娠しにくくなる。

5)精神的安定をもたらす

出産後、母体内のホルモン環境の急激な変化、乳児との分離感、将来への不安などにより、マタニティブルー状態になることもある。しかし、乳児が母乳を吸うことで、再度一体感を取り戻すことができ、不安軽減に役立つ。

6)乳がん・卵巣がんの発症率が低下する

閉経前の乳がん、卵巣がんは、母乳育児経験者のほうがそれ以外の女性に比べて発症率が低い。また、授乳期間が長いほど、発症率が低下するという報告もある。

7)衛生的・経済的で手間もかからない

衛生管理や調乳などの手間がかからない。また、育児用調製粉乳や授乳用品の購入などへの費用を削減でき、経済的でもある。

表 3-1　母乳主要成分の変化（100g あたり）

	エネルギー (kcal)	たんぱく質 (g)	脂質 (g)	乳糖 (g)	Na (mg)	K (mg)	CL (mg)
初乳	65.7	2.1	3.2	5.2	33.7	73.8	68.4
移行乳	66.6	1.9	3.4	5.4	27.5	73.3	58.3
成熟乳(1か月)	68.1	1.4	3.8	6.1	15.6	54.7	40.9

出典：川上義「母乳の濃さはいつも一定なのでしょうか？」
『周産期医学』東京医学社、Vol.35、11 月、増刊号、2005 年、615 頁。

❷母乳の成分

　母乳の組成は分娩後少しずつ変化し、10 日ころに一定になる。分娩後の 3〜5 日目以内に分泌された乳汁を初乳といい、移行乳を経て分娩後 10 日ほどで組成が一定した成熟乳となる。個人差はあるが、一般に初乳の分泌量は 100ml ／日と少ない。しかし、成熟乳となるころから増量し 500ml ／日程度に、さらに、産後 1 か月ころは 780ml ／日程度になる。初乳、移行乳、成熟乳の主要成分の比較を表 3-1 に示す。

　初乳は黄白色の多少粘りがある液体で、たんぱく質、無機質が多く、乳糖は少ない。免疫グロブリン A、ラクトフェリンなどの細菌に対する感染防御物質や、神経系の発達に必要なタウリンの濃度が高く、胎便の排泄を促す作用ももつ。そのために新生児や低出生体重児には初乳を飲ませることが大切である。

　成熟乳は一般に母乳といわれ、淡黄色で甘味をもつ。成熟乳は初乳に比べ乳糖と脂質が多く、授乳期間中の組成はほぼ一定である。初乳より量は少なくなるが、感染防御物質のほか、出生後数か月の乳児の発育に必要な栄養素が適量含まれている。

❸母乳育児の支援

ア　母乳育児の現状

　妊娠中の女性は母乳育児について、「母乳がでれば母乳で育てたいと思った」が 50.4％と最も多く、次いで「ぜひ母乳で育てたいと思った」が 43.0％であり、93.4％が母乳で育てたいと考えている（図 3-1）。現状は生後 1 か月および 3 か月の栄養方法は、平成 17（2005）年度から平成 27（2015）年度までの変化をみると、母乳のみを与える（以下、母乳栄養）割合はそれぞれ増加傾向にあり、平成 27（2015）年度ではそれぞれ 51.3%、54.7％であり、いずれも母乳栄養の割合が混合栄養の割合を上回っている（図 3-2）。

図3-1　母乳育児に関する妊娠中の考え

妊娠中に、「ぜひ母乳で育てたいと思った」と回答した者の割合は43.0%、「母乳が出れば母乳で育てたいと思った」と回答した者の割合は50.4%であり、合計すると母乳で育てたいと思った者の割合は9割を超えていた。10年前に比べて、変化はみられなかった。

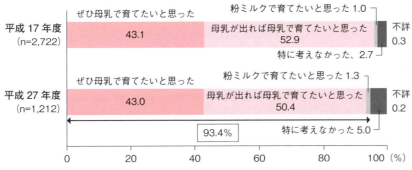

※回答者：平成17年0〜4歳児の保護者、平成27年度0〜2歳児の保護者（回答者が母親の場合のみ集計）

出典：厚生労働省「平成27年度乳幼児栄養調査結果の概要」2016年、4頁を一部改変。

図3-2　授乳期の栄養方法の推移

授乳期の栄養方法は、10年前に比べ、母乳栄養の割合が増加し、生後1か月では51.3%、生後3か月では54.7%であった。混合栄養も含めると、母乳を与えている割合は、生後1か月で96.5%、生後3か月で89.8%であった。

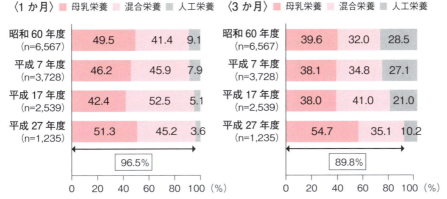

※回答者：昭和60年度、平成7年度、平成17年度0〜4歳児の保護者、平成27年度0〜2歳児の保護者
※栄養方法「不詳」除く

出典：厚生労働省「平成27年度乳幼児栄養調査結果の概要」2016年、3頁を一部改変。

イ　妊娠期からの支援

　母子にとって母乳は基本であり、母乳で育てたいと思っている人が無理せず自然に実現できるよう、妊娠中から、妊婦やその家族に対して、具体的な授乳方法や母乳（育児）の利点などについて、両親学級や妊婦健康診査等の機会を通じて行政側は情報提供を行う。

　また、妊婦および授乳中の母親の食生活は、母子の健康状態

や乳汁分泌に関連があるため、妊娠期から食生活の改善を促すことが大切である。

ウ　授乳開始から授乳リズムの確立

　生後間もない子どもは、昼夜の関係なく授乳と睡眠を中心に生活し、成長するにつれてその子どもなりの授乳のリズムや睡眠のリズムが整ってくる。授乳のリズムや睡眠リズムが整うまでの期間は子どもによって個人差がある。特に出産後から退院までの間は母親と子どもが終日一緒にいられるように支援し、子どもが欲しがるとき、母親が飲ませたいときには、いつでも授乳できるように環境を整備することが大切である。

　なお、この時期の母親は妊娠、出産による心身の変化が妊娠前の状態へ回復していくので、心身の不調や育児不安を抱えていることが想定される。そのため、母親と子どもの状態を把握するとともに、母親の気持ちや感情を受けとめ、あせらず授乳のリズムを確立できるよう支援することが求められる。

　授乳の開始後、母親等は授乳量が足りているかという不安をもつ場合がある。子どもの発育を評価するうえで体重は重要な指標の一つであるが、子どもの発育は、出生体重や出生週数、栄養方法、子どもの状態によって変わってくるため、乳幼児身体発育曲線を用い、これまでの発育経過をふまえるとともに、授乳回数や授乳量、排尿排便の回数や機嫌などの子どもの状況に応じた支援を行うことが重要である。

❹母乳の授乳法
ア　授乳開始時期と授乳間隔

　授乳開始時期は母子ともに安定した時とするが、分娩後30分以内がUNICEF／WHOから勧められている。実際に30分以内の授乳開始の有無で比較すると、30分以内に開始した母親の母乳育児率が高いという結果が得られている（図3-3）。

　授乳法は乳児が欲したときに与える自律授乳法が行われている。しかし、泣けばすぐに与えるような授乳法と自律授乳は異なる。乳児が何を要求して泣いているのか、正しく判断することが大切である。一般的な授乳間隔は、生後1か月間は7〜8回／日程度で、授乳間隔が定まらず不規則である。生後2〜3か月は3〜4時間おきの5〜6回／日、それ以降は4時間おきの5

図 3-3　母乳育児に関する出産施設での支援状況

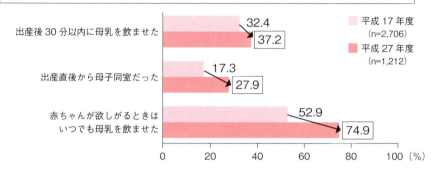

※回答者：平成17年度0〜4歳児の保護者、平成27年度0〜2歳児の保護者
※「はい」と回答した者の割合／回答者が母親の場合のみ集計

出典：厚生労働省「平成27年度乳幼児栄養調査結果の概要」2016年、5頁を一部改変。

回／日となり、夜間授乳は次第になくなる。このように健康な乳児では、自律授乳法であっても授乳間隔は自然に定まってくることが多い。

イ　授乳時間

1回の授乳時間は15分程度を目安にする。はじめの5分間で全量の約60％、次の5分間で約30％、残りの5分間で約10％を哺乳する。はじめの10分間で約90％が哺乳されるので、授乳時間を延長しても哺乳量はほとんど変わらない。授乳時間が長すぎる場合には母乳不足が疑われる。

ウ　母乳の与え方

静かな環境で、母親がおちついた気分で母子ともに楽な姿勢で授乳することが大切である。授乳前におしめが濡れていれば交換する。母親は手を洗い、乳房を温湯に浸したガーゼなどで拭く。乳児を抱くときには、乳児の体全体が母親のほうをむいていて密着していること、頭が体に対して一直線に支えられ、乳房のほうをむいていることを確認する。乳児には乳首だけでなく、乳輪まで深く含ませるようにする。これは、乳首の損傷を予防すること、乳腺を圧迫して乳汁分泌を容易にすること、空気の嚥下を少なくすることに役立つ。

授乳が終わったら、吐乳を防ぐために乳児を縦に抱き、背中を軽くさすったり、たたいたりして、嚥下した空気を排気させ、しばらく抱いてから寝かせる。

エ　母乳を与える期間

母乳を与える期間は、母乳の栄養的な意義ならびに授乳によるスキンシップなどの心理的な面を考慮することが大切である。以前は、母親側の理由で一方的に授乳をやめることが多く、「断乳」という言葉が使われていた。近年は、子どもが自発的に母乳を飲まなくなるまで母乳育児を続ける「卒乳」の考え方が一般的になっている。母親や家族、保健医療関係者などの考えで、ある時期になったからとやめさせるのではなく、乳幼児主体で自然に母乳をほしがらなくなる時期にやめることが理想である。

❺母乳分泌不足

乳児の体重増加不良、皮膚の張りがない、活気がないような場合には母乳不足が考えられる。母親が「授乳後短時間で泣く」と訴えることがあるが、生後6週ころ、3か月ころ、6か月ころは乳児が急速に成長することが考えられ、これまで以上の母乳を必要としている。これは母乳不足ではないので、数日間頻回授乳をすると治まることがある。

また、「乳房が張らない」と訴える母親もいるが、これはあくまでも母親の自覚する「母乳不足感」であり、乳児の吸啜により母乳が十分に分泌されていることが多い。排便回数の減少は、母乳不足以外でもみられるために、母乳不足については総合的に判断する必要がある。母親の母乳不足についての不安には、科学的な根拠をもとに説明し、不安感の解消に努め、母親に自信をもたせることが大切である。表3-2に母乳の授乳量を示したが、個人差が大きいことを考慮する。

なお、母親に低栄養、ストレス、疲労などの母乳不足を起こす原因がある場合にはその解決を心がける。原因を除去しても母乳不足が続く場合には、不足分を育児用ミルクで補う。しかし、安易に混合栄養に移行することは慎まなければならない。

表 3-2　月齢別の授乳量

月齢	1日の授乳回数	1回授乳量	1日当たりの総授乳量
0〜2 か月	6〜10 回	60〜120mL	700〜800mL
3〜5 か月	6〜7 回	150〜180mL	約 1,050mL
6〜8 か月	5〜6 回	180〜240mL	離乳食の摂取量による
9〜11 か月	3〜4 回	180〜240mL	離乳食の摂取量による

出典：American Dietetic Association（2000）*Manual of Clinical Dietetics 6th ed,* CHICAGO, ILLINOIS, P.43 をもとに提作成。

❻冷凍母乳

　授乳は乳房から乳児が直接吸うことが本来の姿であるが、母親の仕事の都合などで冷凍母乳を利用する場合もある。冷凍母乳は清潔に搾乳し、市販の母乳パックに移して−20℃以下の冷凍庫で保存すれば、リンパ球などの細胞成分活性は失われるが、その他の成分は3か月の冷凍保存後でも生母乳とほとんど変化は生じない。

　健康な乳児に対して推奨される母乳の保存期間は冷蔵庫内では、搾乳直後の母乳72時間、解凍母乳24時間、また、2ドア冷蔵庫の冷凍室（−20℃）では3〜6か月とされている。

　解凍は自然解凍が原則だが、流水や約40℃の保温槽を用いた解凍方法も用いられる。電子レンジや熱湯につけて解凍すると、母乳中の免疫物質であるラクトフェリン、リゾチームなどの生理活性が失われるため、それらによる解凍はしない。なお、一度解凍したものや飲み残したものは処分する。

❼母乳栄養の留意点

ア　母乳性黄疸

　母乳栄養児において出生後早期から新生児黄疸が見られる場合や、黄疸が遷延（成熟児：1週間以上、低出生体重児：2週間以上）する場合を総称して母乳性黄疸という。出生後早期からみられる母乳性黄疸では、母乳摂取量不足により黄疸が強くなることが知られている。そこで出生後早期から頻回に母乳を与えることが勧められる。一方、遷延性の黄疸は、母乳中の遊離脂肪酸やプレグナンジオールにより、肝臓でビリルビン代謝が低下すること、ならびに小腸でのビリルビン再吸収が増加することが考えられている。

　母乳性黄疸では、一般に母乳を中止する必要はないといわれ

ている。しかし、ビリルビン値が一定濃度以上の場合には、注意深い観察と検査が必要である。

イ ビタミンK欠乏

母乳栄養児のビタミンK依存性の血液凝固因子の欠乏による頭蓋内出血症を特発性乳児ビタミンK欠乏性出血症という。発症すると頭蓋内出血は重篤な脳障害を起こし、予後不良になることが多い。発症原因は、母乳中にはビタミンK含有量が少ないこと、母乳栄養児の腸内にはビフィズス菌が優位で、ビタミンKを産生する腸内細菌の発育は抑制され、ビタミンKの供給が低下していることなどであると考えられている。

予防法として、出生時（数回の哺乳確立後）、産科退院時（1週間ころ）、1か月ころの合計3回、ビタミンK_2シロップ剤の経口投与が行われている。本症のほとんどすべてが、適切なビタミンK_2シロップ剤の投与により予防可能である。

ウ 母乳を介する感染症

感染症と関連して母乳栄養を避けたほうがよい場合には、活動性結核、母体乳房にヘルペス感染症がある場合のほか、以下のものがある。

1）成人T細胞白血病ウイルス（HTLV-1）

HTLV-1は、母乳が主な感染経路であるために、母乳をやめて人工乳を与えることが一般的である。しかし、これまでに、短期間の母乳育児と人工栄養で、HTLV-1ウイルスのキャリア化に差がみられないこと、母乳を与えなくても感染する場合があること、冷凍母乳で感染率が上昇しないことが明らかになっている。そこで、医療関係者はこれらのことを当事者に説明して、人工栄養、短期間母乳（3か月）、冷凍母乳（-20℃で12時間）の方法を示し、選択は当事者に委ねることが行われている。

2）ヒト免疫不全ウイルス（HIV）

母乳中に含まれるHIVウイルスは、授乳期間が長くなるほど子どもに移行する割合が高くなることが明らかになっている。現在、HIVに感染して発症する後天性免疫不全症候群（AIDS）の治療法は確立されていないことから、母乳育児は禁忌である。

3）サイトメガロウイルス（CMV）

CMVは母乳中に排泄され、授乳によって感染が起こるが、成

熟児では不顕性感染のために、授乳は問題ない。しかし、低出生体重児ではCMVの経母乳感染を起こすことがあるので注意が必要である。

エ　服薬の影響

授乳中の母親が薬剤を服用する場合、例えば抗生物質でも乳児に使用することがあるペニシリン系やセファム系は服薬可能であるが、キノロン系では、乳児に意識障害を起こすなどの中枢神経症状が出ることもあるので使用できない。また、産後うつ病で、抗うつ薬や精神安定剤を使用する場合、それらの成分の多くが母乳中に分泌され、乳児に眠気が出て活気がなくなるなどの症状が現れることがある。このようなことから、授乳中の母親が薬剤を服用する場合は、医師に相談することが必要である。

オ　嗜好品の影響

1）アルコール

アルコール摂取後、母乳中のアルコール濃度は30〜60分後に最大になるといわれている。母体血中濃度の90〜95％が母乳中に検出され、飲酒量の約2％が乳児に移行し、影響を与えるといわれている。生後1か月児のアルコール分解能力は、おとなの半分程度しかないことから、授乳中は禁酒する。

2）カフェイン

コーヒー、紅茶、緑茶、チョコレート、コーラなどに含まれるカフェインは、摂取後15〜30分以内にその濃度は最大になり、母乳中にも移行するといわれている。また、カフェインにより乳汁分泌も減少する。母親がコーヒーを1日2、3杯飲む程度ならばほとんど問題にはならないが、多量に摂取すると乳児にカフェインが移行し、興奮して眠れなくなる、刺激に過敏になることなどが報告されている。カフェインを含む食品の多量摂取には注意が必要である。

3）たばこ

たばこに含まれるニコチンなどの有害物質は、母乳を介して乳児に吸収され、呼吸器感染症や気管支喘息などのアレルギー性疾患等の発症リスクが高まる。また、両親ともに習慣的喫煙がない場合よりも、習慣的喫煙がある場合では、乳幼児突然死

症候群(SIDS)発症リスクが約5倍に高まるといわれている。

なお、喫煙の害は、受動喫煙によってももたらされることから、母親の禁煙とともに、周囲にも禁煙の協力を求めていく必要がある。

カ　母乳と環境汚染

ダイオキシン類や環境ホルモンと食物連鎖が1970年代から社会問題として大きく取りあげられてきた。しかし、近年は環境中の汚染物質の発生抑制と定期的な観察結果の情報公開など、さまざまな対策がとられており、以前に比べて有害物質に暴露されることが少なくなってきた。また、母乳中のダイオキシンに係る検討委員会において、「母乳中に一定程度のダイオキシンは含まれているものの、その効果及び、安全性の観点から今後とも母乳栄養を進めていくべきである」とされている。これらのことから、環境汚染を理由にした母乳育児回避は必要ない。

(2)　人工栄養

❶育児用ミルクの基礎知識

母親、子どもの健康状態や社会的な理由などから母乳栄養が行えず、乳児が母乳以外の乳汁からエネルギーや栄養素を摂取する場合を人工栄養という。現在、乳汁としては育児用ミルクが用いられている。育児用ミルクとは、母乳の代替として飲用に供する乳児用調製粉乳および乳児用調製液状乳のことをさす。

現在市販されている育児用ミルクは母乳に近づけるよう開発努力が継続中である。育児用ミルクを母乳に近づけるための工夫を表3-3に示す。

事情があって母乳を与えられない、あるいは母乳育児にこだわっているのに母乳不足で悩んでいる母親のなかには、育児用ミルクで育てることに対して、劣等感や罪悪感をもつ者もいる。しかし、母乳育児ができなくても「子どもにとって最良の選択」をした結果であり、どのような栄養摂取方法であっても、母子の愛着形成、健やかな子育ての実現は可能である。

表 3-3　育児用ミルクを母乳に近づけるための工夫

栄養素	母乳に近づけるための工夫
たんぱく質	原料である牛乳には、母乳の2倍のたんぱく質が含まれている。乳児にとって高濃度のたんぱく質は、消化・吸収や腎機能への負担が大きくなる。 〈カゼイン〉育児用ミルクの原材料である牛乳のたんぱく質は、カゼインの割合が多い。カゼインは胃酸で凝固して固くなり、消化しにくいため、乳児に負担をかけないようにカゼインを減量し、母乳に多く含まれている乳清たんぱく質を増加させている。
脂質	乳児にとって牛乳に含まれる脂肪は、消化器官を刺激して下痢・嘔吐を起こしやすくする。そのため、90〜100％が不飽和脂肪酸、必須脂肪酸などの植物油に置き換えられている。 〈不飽和脂肪酸〉大豆油、サフラワー油、ヤシ油などの不飽和脂肪酸を含む植物油は、消化、吸収性の改善、中枢神経系の機能発達、アトピー性皮膚炎の改善などに良好な役割を果たす。 〈必須脂肪酸〉乳児は脂肪酸の代謝系が未熟なため、アラキドン酸やドコサヘキサエン酸(DHA)、リノール酸やリノレン酸などが添加されている。
炭水化物（糖質）	乳糖とオリゴ糖のみで構成されている母乳に近づけるため、ほぼ母乳に匹敵する量の乳糖と腸内細菌叢を良好な状態に保つオリゴ糖を添加している。 〈乳糖〉エネルギー源であるとともに、中枢神経系発達や腸内乳酸菌の育成を促進し、ビフィズス菌の増加を促す。 〈オリゴ糖〉感染防御因子として重要な働きをし、ビフィズス菌の増加を促すシアリルラクトース、さらに感染防御因子のラクトフェリン、ラクトアドヘリンなどが強化されている。
ビタミン	牛乳中のビタミン類の含有量に関しては、ビタミンKの増強などをはじめ、種々のビタミン類が母乳に近づけるよう規格に合わせて調整、改善されている。 〈ビタミンA、D〉「食品添加物：強化材」に指定されており、添加物の基準に適合したビタミン原料が使用されている。 〈ビタミンK〉不足しがちなビタミンKは、大豆油などの植物油を配合することによって、天然の形で増強されている。 〈ビタミンE〉天然添加物と呼ばれるビタミン素材が、原料として使用される。ビタミンEの場合は大豆、ナタネなどから抽出された原料を使っている。
ミネラル	牛乳中のミネラル量に関しては、乳児の未発達な消化器官の負担にならないように調整、改善されている。 〈カルシウム・リン〉牛乳中の含有量は母乳に比べてとても高く、特にリンの比率が高い。現在はWHOの指導により、母乳に近い比率に改善されている。 〈ナトリウム・カリウム〉乳児の腎臓に負担がかからないように、母乳比率に近づけるよう調整されている。

出典：柳澤正義監、母子衛生研究会編
『授乳・離乳の支援ガイド実践の手引き』母子保健事業団、2008年、29頁を一部改変。

❷乳幼児が飲用するミルクの種類

　乳幼児が飲用するミルクには、母乳代替品の育児用ミルクである乳児用調製粉乳、および乳児用調製液状乳（液体ミルク）、生後9か月以降の乳幼児に牛乳の代替品として開発されたフォローアップミルク、医師の指導に基づき与える特殊ミルク（治療乳）がある。乳幼児が飲用するミルクの種類と特徴を表 3-4 に示す。

❸使用上の特徴

　1）単一調乳：砂糖など添加する必要はなく、乳幼児用ミルク

表 3-4　乳幼児が飲用するミルクの種類と特徴

種　類		特　徴
調整乳	乳幼児調整粉乳・液状乳	牛乳を加工し、乳児が必要とするエネルギーや栄養素を満たしたもの。乳児の健康増進法に基づく特別用途食品として、乳児用食品にも指定されている。
	フォローアップミルク	牛乳を加工したもので、生後 9 か月以降の乳児から年少幼児向けの栄養補給用の調整粉乳（乳製品）。鉄分やビタミンなどの栄養素も加えられた栄養補給用の補助食品である。
特殊ミルク（市販品）	アレルギー疾患用粉乳（特別用途食品・アレルゲン除去食品）	調整粉乳のアレルゲンとなる成分を分解したもの。一般のアレルギー予防用粉乳は牛乳たんぱく質をある程度分解し、アレルゲン性を低減化することでアレルギーを予防する目的で作られているのでアレルギー疾患時の治療用として使用できない。
	低ナトリウム粉乳（特別用途食品）	心臓、腎臓などの疾患を持つ乳児のために、ナトリウム含有量を通常の育児用ミルクの 1/5 以下にしたもの。長期に使用する場合は、血清ナトリウム濃度や血清カリウム濃度の変化に注意が必要となる。また、特にミルク摂取量の減少、嘔吐、下痢、発熱などのある場合や利尿薬を併用する場合、低出生体重児や新生児に使用する場合は十分な注意が必要である。
	無乳糖粉乳（特別用途食品）	牛乳に含まれる乳糖に対して耐性を持たない乳児に使用するもの。乳糖を消化する能力の弱い下痢症の乳児にする場合もある。
	大豆たんぱく調整乳	大豆たんぱくから作られたもの。この味を好む乳児も多いが、牛乳アレルギーの場合は大豆たんぱくに対してもアレルギーを持つことがあるため、かかりつけ医などに相談することが大切である。
特殊ミルク（市販外）	特殊ミルク（治療乳）	先天性代謝異常、心・腎・肝疾患、脂肪吸収不全など、治療を必要とする乳児用に作られた粉乳のこと。一部、医薬品として許可されているものもある。

出典：柳澤正義監、母子衛生研究会編
『授乳・離乳の支援ガイド実践の手引き』母子保健事業団、2008 年、30 頁を一部改変。

だけで調乳する。

2）単一処方：特別な場合を除き、各月齢ともほぼ同一濃度調乳する。

3）自律授乳：母乳栄養と同様、あらかじめ量を決めないで、乳児の食欲に合わせてほしがるだけ飲ませる。

❹育児用ミルクの調乳法

1）乳児用調製粉乳

　調乳法には、哺乳瓶や乳首などの調乳器具を消毒して保管し、授乳のたびに一度沸騰した 70℃以上の湯で、1 回分ずつ調乳する無菌操作法と、1 日分の粉乳を調乳して哺乳瓶に入れた後に煮沸消毒し、冷却して冷蔵庫に保管し、授乳のたびに適温に温めて使用する終末殺菌法がある。

一般的に無菌操作法は家庭や少人数の保育所で行い、終末殺菌法は病院や乳児院、大人数の保育所などでよく用いられる方法である。

なお、電子レンジによる調乳ずみのミルクの殺菌や加温は、哺乳瓶内の乳汁の温度が不均一で、口内やけどを起こす可能性やビタミンの破壊を招く可能性があるため不適当である。

2）乳児用調製液状乳

調製液状乳（液体ミルク）の場合には、調乳の手間がなく、消毒した哺乳瓶に移し替えて、すぐに飲むことができるために、平常時以外にも、災害時の備えとしての活用が可能である。

使用上の留意点としては、製品により、容器や設定されている賞味期限、使用方法が異なるので、使用する場合は、製品に記載されている使用方法等の表示を必ず確認することが必要である。

❺授乳法

調乳した乳汁は体温程度にして、すぐに与える。乳首を深く含ませ、空気を吸い込ませないように乳首が常に乳汁で満ちた状態になるよう授乳瓶の角度を調節する。1回の授乳が10〜15分で終わるように、乳首の穴の大きさを調節する。授乳終了後は母乳栄養児と同様、乳児は空気を飲み込んでいるので垂直に抱き、背中を軽くたたいて排気させる。飲み残しの乳汁は哺乳瓶の中で細菌が繁殖することもあるので、直ちに処分し、哺乳瓶を洗浄する。

育児用ミルクの胃内停滞時間は、母乳の約90分に比べて約180分と長い。そこで、平均の授乳間隔は3時間が目安となる。

❻授乳量

月齢に応じた授乳間隔、授乳回数、授乳量の目安を表3-5に示す。1日の授乳量は165〜180ml／体重kgといわれているが、授乳量は個人差が大きいので、授乳量が目安量に達していなくても、子どもの機嫌がよく、元気で、体重が成長曲線のカーブに沿って増加しているならば心配はない。

なお、つくった育児用ミルクを全部子どもに飲ませようとするのではなく、子どものようすを見ながら飲ませることが大切である。

表 3-5　授乳回数と授乳量

月齢	1 日回数	月齢	1 回授乳量
0 か月	7〜8 回	0〜1、2 か月	80ml
1〜3 か月	6 回	1〜2 か月	120〜150ml
4〜5 か月	5 回	2〜3 か月	150〜160ml
		3〜4 か月	200ml

出典：本田嘉信「人工乳の使用法と注意点」『周産期医学』
東京医学社、vol.35、11 月、増刊号、2005 年、366 頁。

(3)　混合栄養

　母乳分泌不足、母親の健康上の理由、就労など社会的環境などにより母乳を十分に与えられない場合、その不足分、あるいは授乳できない時間帯の授乳を育児用ミルクで補う方法を混合栄養という。

　混合栄養には次のケースがある。

❶母乳不足の場合

　母乳分泌がさらに減少しないように、乳首の吸啜刺激の回数をできるだけ維持することが重要である。そのためには、まず母乳を飲ませた後に育児用ミルクを飲ませるようにする。

　なお、授乳ごとに母乳と育児用ミルクを交互に飲ませる方法もあるが、乳首の吸啜刺激が少ないために母乳分泌量が次第に減少していくことが多く、人工栄養に移行しやすい。

❷母親の就労などによる場合

　朝、夕方、夜に十分に母乳を与える。母乳を乳房に貯めたままにしておくと母乳分泌量は次第に減少していくので、職場でも搾乳を行うことが望ましい。可能であれば搾乳した母乳を冷蔵、あるいは冷凍保存し、日中、保育所などで与えてもらうとよい。

第2節 離乳の意義とその実践

1 離乳と離乳食

　厚生労働省の「授乳・離乳の支援ガイド」（2019年3月）には、授乳や離乳の進め方の目安が示されているが、そのなかで離乳とは、「成長に伴い、母乳又は育児用ミルク等の乳汁だけでは不足してくるエネルギーや栄養素を補完するために、乳汁から幼児食に移行する過程をいい、その時に与えられる食事を離乳食という」と説明されている。離乳食について、WHOでは「Complementary Feeding」といい、いわゆる「補完食」と訳されることがある。

　離乳期には子どもの摂食機能は、乳汁を吸うことから、食物を噛みつぶして飲み込むことへと発達する。摂取する食品の量や種類が徐々に増え、献立や調理の形態も変化していく。また摂食行動は次第に自立へとむかっていく。

　離乳については、子どもの食欲、摂食行動、成長・発達パターンなど、子どもにはそれぞれ個性があるので、画一的な進め方にならないよう留意しなければならない。また、地域の食文化、家庭の食習慣などを考慮した無理のない離乳の進め方、離乳食の内容や量を、それぞれの子どもの状況にあわせて進めていくことが重要である。

(1) 離乳の必要性

❶エネルギーと栄養素の補給

　生後5～6か月ころになると乳児の成長・発達はめざましく、水分の多い乳汁だけでは、乳児の発育に必要なエネルギー、たんぱく質、鉄、亜鉛、カルシウム、そのほかのミネラル、ビタミンなどが不足してくる。そこで、乳汁以外の固形食からの栄養を摂取する必要が生じてくる。

❷消化機能の増強

　乳児期後半になると、唾液をはじめ消化液の分泌量が増え、歯も萌出してくる。この時期に離乳食を与えたときの消化酵素の活性化が認められている。このような消化機能の発現の機会をとらえ、乳児に乳汁以外の食物を与えれば、離乳食への興味を喚起し、消化力の増強を図ることができる。

❸摂食機能の発達の推進

　乳児の摂食機能は、乳汁を吸うことから、なめらかにすりつぶした状態のものを飲み込み、次第に舌でつぶせるもの、歯ぐきでつぶせるものというように固さを少しずつ増していき、歯ぐきで噛みつぶして飲み込むことへ発達する。各時期に適した食物を発達段階に合わせて調理して与え、咀嚼・嚥下機能の発達を促す。

❹精神的発達の助長

　離乳食を与えることにより、乳汁以外の味、におい、口触り、形などにより、味覚、嗅覚、触覚、視覚などが刺激され、これらの発達が進む。また、離乳が進むにしたがい、家族と一緒に食卓を囲むことができるようになり、精神的発達が促される。

❺適切な食習慣の確立

　離乳期に用いる食品の適切な選択や調理法ならびに適切な与え方（食事時間、回数など）により、望ましい食事の習慣が身に付き生活リズムが形成される。これらは適切な食習慣の基礎を形成する幼児期につながっていく。

（2）　離乳の開始の目安

哺乳反射
　哺乳反射とは、原始反射であり、探索反射、口唇反射、吸啜反射などがある。生まれたときから備えもつ乳首を取り込むための不随意運動で、大脳の発達とともに減少し、生後5〜7か月ころに消失する。

　離乳の開始とは、なめらかにすりつぶした状態の食物を初めて与えた時をいう。開始時期の子どもの発達状況の目安としては、首のすわりがしっかりして寝返りができ、5秒以上座れる、スプーンなどを口に入れても舌で押し出すことが少なくなる（**哺乳反射**の減弱）、食べ物に興味を示すなどがあげられる。その時期は生後5〜6か月ころが適当である。ただし、子どもの発育・発達には個人差があるので、月齢はあくまでも目安であ

り、子どものようすをよく観察しながら、親が子どもの「食べたがっているサイン」に気がつくように進められる支援が重要である。

なお、離乳の開始前の子どもにとって、最適な栄養源は乳汁（母乳または育児用ミルク）であり、離乳の開始前に果汁やイオン飲料を与えることの栄養学的な意義は認められていない。また、蜂蜜は、**乳児ボツリヌス症**を引き起こすリスクがあるため、1歳を過ぎるまでは与えない。

(3) 離乳の進行

離乳の進行は、子どもの発育・発達の状況に応じて食品の量や種類および形態を調整しながら、食べる経験を通じて摂食機能を獲得し、成長していく過程である。食事を規則的にとることで生活リズムを整え、食べる意欲を育み、食べる楽しさを体験していくことを目標とする。

食べる楽しみの経験としては、いろいろな食品の味や舌触りを楽しむ、手づかみにより自分で食べることを楽しむといったことだけでなく、家族などが食卓を囲み、共食を通じて食の楽しさやコミュニケーションを図る、思いやりの心を育むといった食育の観点も含めて進めていくことが重要である。離乳は食欲を育み、規則的な食事のリズムで生活リズムを整え、食べる楽しさを体験していくことを目標として進めていく。

❶離乳初期（生後5か月～6か月ころ）

離乳食を飲み込むこと、その舌触りや味に慣れることが主目的である。離乳食は1日1回与える。母乳または育児用ミルクは、授乳のリズムに沿って子どもの欲するままに与える。

食べ方は、口唇を閉じて、捕食や嚥下ができるようになり、口に入ったものを舌で前から後ろへ送り込むことができる。

❷離乳中期（生後7か月～8か月ころ）

生後7～8か月ころからは舌でつぶせる固さのものを与える。離乳食は1日2回にして生活リズムを確立していく。母乳または育児用ミルクは離乳食の後に与え、このほかに授乳のリズムに沿って母乳は子どもの欲するままに、ミルクは1日に3回程

乳児ボツリヌス症
乳児ボツリヌス症は、食品中にボツリヌス毒素が存在して起こる従来のボツリヌス食中毒とは異なり、1歳未満の乳児が、芽胞として存在しているボツリヌス菌を摂取し、当該芽胞が消化管内で発芽、増殖し、産生された毒素により発症するものである。

第3章

子どもの発育・発達と食生活

度与える。

　食べ方は、舌、顎の動きは前後から上下運動へ移行し、それにともなって口唇は左右対称に引かれるようになる。食べさせ方は、平らな離乳食用のスプーンを下唇にのせ、上唇が閉じるのを待つ。

❸離乳後期（生後9か月〜11か月ころ）

　歯ぐきでつぶせる固さのものを与える。離乳食は1日3回にし、食欲に応じて、離乳食の量を増やす。離乳食の後に母乳または育児用ミルクを与える。このほかに、授乳のリズムに沿って母乳は子どもの欲するままに、育児用ミルクは1日2回程度与える。

　食べ方は、舌で食べ物を歯ぐきの上にのせられるようになるため、歯や歯ぐきでつぶすことができるようになる。口唇は左右非対称の動きとなり、噛んでいる方向によっていく動きがみられる。食べさせ方は、丸み（くぼみ）のある離乳食用のスプーンを下唇にのせ、上唇が閉じるのを待つ。

　手づかみ食べは、生後9か月ころから始まり、1歳過ぎの子どもの発育・発達にとって、積極的にさせたい行動である。食べ物を触ったり、握ったりすることで、その固さや触感を体験し、食べ物への関心につながり、自らの意志で食べようとする行動につながる。子どもが手づかみ食べをすると、周りが汚れて片付けが大変、食事に時間がかかるなどの理由から、手づかみ食べをさせたくないと考える親もいる。そのような場合、手づかみ食べが子どもの発育・発達に必要である理由について情報提供することで、親が納得して子どもに手づかみ食べを働きかけることが大切である。

（4）　離乳の完了

　離乳の完了とは、形のある食物を噛みつぶすことができるようになり、エネルギーや栄養素の大部分が母乳または育児用ミルク以外の食物から摂取できるようになった状態をいう。その時期は生後12か月から18か月ころである。食事は1日3回となり、そのほかに1日1〜2回の補食を必要に応じて与える。母乳または育児用ミルクは、子どもの離乳の進行および完了の状

況に応じて与える。なお、離乳の完了は、母乳または育児用ミルクを飲んでいない状態を意味するものではない。

食べ方は手づかみ食べで、前歯で噛み取る練習をして、一口量を覚え、やがて食具を使うようになって、自分で食べる準備をしていく。

2 離乳食づくり

(1) 食品の種類と調理

❶食品の種類と組み合わせ

与える食品は、離乳の進行に応じて、食品の種類および量を増やしていく。

離乳の開始は、おかゆ（米）からはじめる。新しい食品をはじめるときには離乳食用のスプーンで１さじずつ与え、子どものようすをみながら量を増やしていく。慣れてきたらじゃがいもやにんじんなどの野菜、果物、さらに慣れたら豆腐や白身魚、固ゆでした卵黄など、種類を増やしていく。なお、新しい食品は、異常が起きたときに医療機関を受診しやすい平日の午前中に与えることが望ましい。

離乳が進むにつれ、魚は白身魚から赤身魚、青皮魚へ、卵は卵黄から全卵へと進めていく。食べやすく調理した脂肪の少ない肉類、豆類、各種野菜、海藻と種類を増やしていく。脂肪の多い肉類は少し遅らせる。野菜類には緑黄色野菜も用いる。ヨーグルト、塩分や脂肪の少ないチーズも用いてよい。牛乳を飲用として与える場合は、鉄欠乏性貧血の予防の観点から、１歳を過ぎてからが望ましい。

離乳食に慣れ、１日２回食に進むころには、穀類（主食）、野菜（副菜）・果物、たんぱく質性食品（主菜）を組み合わせた食事とする。また、家族の食事から調味する前のものを取り分けたり、薄味のものを適宜取り入れたりして、食品の種類や調理方法が多様となるような食事内容とする。

母乳育児の場合、生後６か月の時点で、ヘモグロビン濃度が低く、鉄欠乏を生じやすいとの報告がある。また、ビタミンD欠乏の指摘もあることから、母乳育児を行っている場合は、適

切な時期に離乳を開始し、鉄やビタミンＤの供給源となる食品を積極的に摂取するなど、進行の状態をふまえてそれらの食品を意識的に取り入れることが重要である。

❷調理形態・調理方法

　離乳の進行に応じて、食べやすく調理したものを与える。子どもは細菌への抵抗力が弱いので、調理を行う際には衛生面に十分に配慮する。

　食品は、子どもが口の中で押しつぶせるように十分な固さになるよう加熱調理をする。初めは「つぶしがゆ」とし、慣れてきたら粗つぶし、つぶさないままへと進め、軟飯へと移行する。野菜類やたんぱく質性食品などは、はじめはなめらかに調理し、次第に粗くしていく。離乳中期ころになると、つぶした食べ物をひとまとめにする動きを覚えはじめるので、飲み込みやすいようにとろみをつける工夫も必要になる。

　調味について、離乳の開始時期は、調味料は必要ない。離乳の進行に応じて、食塩、砂糖など調味料を使用する場合は、それぞれの食品のもつ味を生かしながら、薄味でおいしく調理する。油脂類も少量の使用とする。

　離乳食のつくり方の提案にあたっては、その家庭の状況や調理する者の調理技術などに応じて、手軽においしく安価でできる具体的な提案が必要である。

(2)　離乳の進め方の目安

　「授乳・離乳の支援ガイド」に示されている離乳の進め方の目安を表3-6に示す。しかし、これは目安であるので、子どもの個人差に配慮して進めることが重要である。離乳食は離乳開始時期を除き、栄養バランスに配慮することが大切である。

(3)　食事の量の評価

　離乳食や乳汁などの食事の量の評価は、成長の経過で評価する。具体的には、成長曲線の幅のあいだに、乳児の身長、体重が入っており、なおかつ成長曲線のカーブに沿っているかどうかを確認する（図3-4）。体の大きさや発育には個人差があり、

表 3-6　離乳の進め方の目安

	離乳の開始 ━━━━━━━━━▶ 離乳の完了 以下に示す事項は、あくまでも目安であり、子どもの食欲や成長・発達の状況に応じて調整する。			
	離乳初期 生後5〜6か月頃	離乳中期 生後7〜8か月頃	離乳後期 生後9〜11か月頃	離乳完了期 生後12〜18か月頃
食べ方の目安	○子どもの様子を見ながら1日1回1さじずつ始める。 ○母乳や育児用ミルクは飲みたいだけ与える。	○1日2回食で食事のリズムをつけていく。 ○いろいろな味や舌ざわりを楽しめるように食品の種類を増やしていく。	○食事リズムを大切に、1日3回食に進めていく。 ○共食を通じて食の楽しい体験を積み重ねる。	○1日3回の食事リズムを大切に、生活リズムを整える。 ○手づかみ食べにより、自分で食べる楽しみを増やす。
調理形態	なめらかにすりつぶした状態	舌でつぶせる固さ	歯ぐきでつぶせる固さ	歯ぐきで噛める固さ
1回あたりの目安量				
Ⅰ　穀類(g)	つぶしがゆから始める。 すりつぶした野菜等も試してみる。 慣れてきたら、つぶした豆腐.白身魚・卵黄等を試してみる。	全がゆ 50〜80	全がゆ 90〜軟飯80	軟飯80〜 ご飯80
Ⅱ　野菜・果物(g)		20〜30	30〜40	40〜50
Ⅲ　魚(g)		10〜15	15	15〜20
又は肉(g)		10〜15	15	15〜20
又は豆腐(g)		30〜40	45	50〜55
又は卵(個)		卵黄1〜全卵1/3	全卵1/2	全卵1/2〜2/3
又は乳製品(g)		50〜70	80	100
歯の萌出の目安		乳歯が生え始める	1歳前後で前歯が8本生えそろう。	離乳完了期の後半頃に奥歯(第一臼歯)が生え始める。
摂食機能の目安	口を閉じて取り込みや飲み込みが出来るようになる。	舌と上あごで潰していくことが出来るようになる。	歯ぐきで潰すことが出来るようになる。	歯を使うようになる。

※衛生面に十分に配慮して食べやすく調理したものを与える。

出典：厚生労働省「授乳・離乳の支援ガイド」2019年、34頁を一部改変。

図 3-4　乳児身体発育曲線

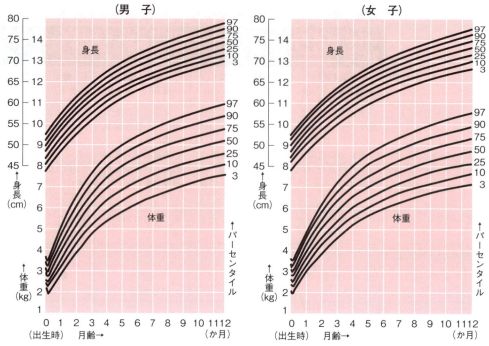

出典：厚生労働省「平成 22 年乳幼児身体発育調査報告書（概要）」2011 年、4〜5 頁を一部改変。

一人ひとり特有の曲線を描きながら大きくなっていく。身長や体重を記入して、その変化をみることによって、成長の経過を確認することができる。

体重増加が見られず成長曲線からはずれていく場合や、成長曲線から大きくはずれるような急速な体重増加がみられる場合は、医師に相談して、その後の変化を観察しながら適切に対応する。

(4) 離乳食づくりの留意点

❶衛生的な取り扱い

乳児は細菌に対する抵抗力が弱い。そのうえ離乳食は水分が多く、薄味で栄養価が高いために細菌に汚染されると腐敗しやすい。また、調理方法も裏ごす、すりつぶす、すりおろすなどが多いので、細菌汚染の機会が多くなりがちである。そのため、新鮮な材料を衛生的に取り扱い、調理の際は加熱の必要があるものは十分に火を通すこと、調理後は時間を置かずに与えることが大切である。

❷栄養バランスに配慮

離乳開始後１か月を過ぎたころからは、毎食、穀類・いも類、たんぱく質性食品、野菜・果物などがそろった栄養バランスのよい食事にする。また、さまざまな食品、調理法を取り入れ、味、口触りなどに変化をもたせ、乳児の食体験を豊かにさせる。

❸食べる機能の発達に合わせた調理形態

口の動かし方、噛む力など食べる機能の発達に合わせた食材を選び、裏ごす、すりつぶす、すりおろす、粗くつぶす、刻む、ほぐす、たたく、とろみを付けるなど適切な調理をする。

❹薄味の調理で味覚を育てる

味覚を育てるために、それぞれの素材のもつ味を生かして、味付けは薄味を基本とし、塩分は 0.5％以下、甘味は 1〜3％程度とする。しかし、乳児が喜んで食べるならば特に味付けは必要ない。だしをきかせるなどすると、薄味でも風味が付いておいしく仕上がる。

❺おとなの食事からの取り分け

偏食にならないよう味覚を育てるために、調理法や献立に変化をもたせることが大切である。しかし、離乳食をおとなの食事とは別につくることは、負担が大きかったり、使用食材の幅が狭くなったりすることもある。そこで、おとなの食事から取り分けて離乳食をつくることが勧められる。おとなの食事からの取り分けをすれば、おとな用と一緒に調理できるので、同じ食材が使えて無駄がなく、調理時間の節約にもつながる。また、おとなの食事とほぼ同時にできあがることが多く、家族一緒に食事ができる。家族で食卓を囲むことは、「おいしさ」を共有したり、子どもの食べ物への興味・関心や食べる意欲を育てることができる。

おとなの食事から取り分ける際には、おとなの食事に乳幼児が食べられる食材が入っていること、簡単に離乳食に展開できる食材や調理法を選ぶこと、また、おとな用の濃い味付けをする前に取り分けることが必要である。なお、取り分ける材料の固さや大きさは、乳幼児の成長や咀嚼機能の発達段階に合わせること、さらに、取り分けた後に、刻む、つぶす、とろみを付

ける、汁気を多くするなど、乳幼児が食べやすい調理を心がける。

(5) 離乳の進行に合った食品の調理法

「離乳の進め方の目安」（表3-6）に示された目安量に基づき、乳幼児の食べられる食品を増やしていく。離乳の進行別に食品の使い方を表3-7に示す。

表3-7　離乳の進行別 食品の使い方

● 5、6か月頃

I 穀類	米	10倍がゆを炊き、米粒をていねいにすりつぶす。慣れてきたら、つぶし方を少し粗くする。
	パン	粗くちぎった食パンに、育児用ミルク、スープを加えて加熱する。冷凍したパンをすりおろして使うと、なめらかな口当たりのパンがゆができる。
	じゃがいも・さつまいも	ゆでて熱いうちにつぶし、ゆで汁をゆるめる。
	ベビーフードのかゆ食品	乾燥製品は、熱湯、育児用ミルクなどでゆるく溶く。
	麺類	離乳食に慣れてきたら、乾麺を使用できる。麺類には塩分が含まれているので、ゆでた後によく水洗いする。細かく刻み、だし汁で煮込む。
II 野菜・果物	果菜類 葉茎菜類 根菜類	最初は食べやすく、調理もしやすいかぼちゃ、にんじん、大根、トマトなどが適している。徐々にほうれん草の葉先、キャベツ、白菜、玉ねぎ、ブロッコリー（つぼみの部分）なども使用できる。トマトや大根おろしは生のままでよい。大根おろしが辛い時は加熱する。
	果物	りんごなどをすりおろして与える。バナナは新鮮なものをすりつぶす。ただし、バナナは糖質を多く含むので、与えすぎに注意する。
III たんぱく質性食品	豆腐	ゆでたものをいすりつぶす。絹ごし豆腐のほうがなめらかになる。
	きな粉	米がゆ、マッシュポテトなどに加えて使用する。栄養価はほとんど大豆と同じである。消化しやすい。
	魚	比較的脂肪が少なく、肉質の軟らかい、味の淡白な白身魚を使う。魚は加熱すると、たんぱく質が変性して身が固くなる。よくつぶしてかゆや野菜と混ぜたり、汁ものに入れたり、とろみをつけるなどの工夫が必要である。しらす干しはよく水で洗って塩分を除き、すりつぶして加熱する。

● 7、8か月頃

| I 穀類 | 米 | 7倍がゆが目安で、軟らかく炊けば、米粒をつぶす必要はない。 |
| | パン | 小さくちぎり、育児用ミルクや牛乳、スープなどでざっと煮る。または、浸す程度でもよい。ただし、牛乳は加熱して用いる。 |

Ⅰ穀類	じゃがいも・さつまいもさといも		蒸したり、うす味で煮たものをやや粗くつぶし、湯や煮汁でゆるめる。
	麺類		そうめん、うどんの他、マカロニや細めのスパゲティも使える。いずれも軟らかくゆで、米粒大に細かく刻む。
	コーンフレーク		プレーンタイプを細かく砕き、牛乳を加えひと煮立ちさせる。
	オートミール		オートミールを湯に入れ、塩少々を加えて火にかけ、沸騰後弱火で3分ほど煮る。沸かした牛乳をかける。
Ⅱ野菜・果物	果菜類葉茎菜類根菜類		なす、トマト、きゅうり、ピーマン、カリフラワー、ねぎ、ニラ、アスパラガス、さやいんげん、さやえんどうなども使用できる。軟らかくゆでる、煮る、炒めるなどして、刻んだり粗つぶしにしたりして用いる。トマト、きゅうりは生でもよいが、レタスはゆでたほうが食べやすい。
	海草類		細かくもんだのり、軟らかく煮て刻んだわかめなども使用することができる。
Ⅲたんぱく質性食品	魚		白身魚に慣れたら、赤身魚を与える。加熱したものを細かくほぐして与える。缶詰のさけやツナなどを細かくほぐして使ってもよい。
	肉		鶏のささみが適している。ささみは、凍らせた身をすりおろして調理すると、なめらかに仕上がる。
	納豆		細かく刻んで加熱して与える(炒め煮、納豆汁、おじやなど)。
	高野豆腐		そのまますりおろし、米がゆ、野菜の含め煮、みそ汁などに入れ、加熱して使用する。
	卵		初めは固ゆでにした卵黄を使う。慣れたら料理に全卵を用いてよいが、完全に火を通す。
	乳製品	牛乳	パンがゆ、マッシュポテト、クリーム煮、シチューなど調理用に使う。育児用ミルクを用いてもよい。
		ヨーグルト	プレーンタイプのヨーグルトを使う。通常、うすい甘みとはしょ糖が1〜3%のものをいう。加糖ヨーグルトいいにはしょ糖の含有量が多いものもあり、それは、乳児にとっては甘みが強すぎる。
		チーズ	塩分や脂肪分の少ないチーズを使う。かゆやシチューなどに入れて加熱し、煮溶かすと食べやすい。カッテージチーズは水分含有量が多いので、開封後の保存に注意する。クリームチーズは脂質が多く、たんぱく質が少ないので使用は控える。

●9〜11か月頃

Ⅰ穀類	米	9か月頃は5倍がゆが目安になるが、徐々に軟飯に慣れさせる。
	パン	軟らかいパンは、小さくちぎってそのまま与える。トーストは、育児用ミルクや加熱した牛乳に浸して与えてもよい。手づかみ食べができるようなら、持ちやすい大きさに切って与える。
	いも類	つぶし方を粗めにする。
	麺類	軟らかくゆで、1〜2cmくらいの長さに切る。手づかみ食べができるようになったら、少し長めに切ってもよい。
	コーンフレーク	砕いて、育児用ミルクまたは加熱した牛乳をかける。

Ⅰ穀類	オートミール	7、8か月頃を参照。
	ホットケーキ	軟らかく焼いてちぎって与える。うまく飲みこめない時は、育児用ミルクや加熱した牛乳に浸すとよい。
	クラッカー	主食の一部として、細かく砕いて与える。手に持ってたべられる場合は、そのまま持たせる。
Ⅱ野菜・果物	果菜類 葉茎菜類 根菜類	食物繊維(不溶性)の多い野菜以外は軟らかく煮れば、ほとんどの野菜・果物を使うことができる。 手づかみをしたい子どもには、手に持ちやすい大きさに調理する。
Ⅲたんぱく質性食品	魚・貝類	いわし、さば、さんまなどの青皮魚、かき(貝)の軟らかい部分などを用いてもよい。十分に加熱する。
	肉	豚、牛の赤身肉を使うことができる。最初はひき肉が調理しやすく、食べやすい。レバーも少量なら鉄の含有量が豊富で勧められる。
	大豆	軟らかく煮たものをつぶして与える。丸のまま与えると気管に詰まることがあるので、必ずつぶして与える。
	納豆・高野豆腐	7、8か月頃を参照。
	卵	全卵が使えたら、マヨネーズを使用してもよい。
	乳製品	7、8か月頃を参照。

● 12～18か月頃

Ⅰ穀類	米	軟飯からごはんに慣れさせる。家族の食事から取り分けたごはんが固い時には、湯を加えてラップし、電子レンジで加熱するとよい。
	パン	うすく切った食パンにバターやジャムを塗って、ロールサンドにすると手に持って食べやすい。
	いも類	口に入れやすい大きさ、または手に持ちやすい形に切って調理する。素揚げ、天ぷら、コロッケなどにしてもよい。
	麺類	軟らかくゆで、2～3cm前後の長さに切れば、手づかみ食べがしやすい。
	コーンフレーク・ホットケーキ・クラッカー	ホットケーキは、手に持ちやすい大きさに切って与えるとよい。
Ⅱ野菜・果物	果菜類 葉茎菜類 根菜類	食物繊維(不溶性)の多い野菜以外は、軟らかく煮れば、ほとんどの野菜・果物を使うことができる。 手づかみ食べをするには、手に持ちやすい大きさに調理する。 素揚げ、天ぷら、コロッケなどにしてもよい。

Ⅲ たんぱく質性食品	魚	新鮮でうす味のものであれば、干物も与えられる。大根おろしやごはんと混ぜるなどして塩分を調整する。
	肉	ハンバーグや肉団子など、固めた料理を取り入れる。うす切りに区を細かく刻んで使用することもできる。コンビーフ、ウインナー、ハムなどは添加物や塩分の少ないものを選び、加熱して用いる。
	生揚げ・がんもどき・油揚げ	油抜きしたこれらの市販品も利用可能。煮つけや汁の実に加える。油揚げはたんぱく質含有量は少ないが、みそ汁や煮込みうどんなどに使うとよい。
	卵	だし巻き卵、オムレツ、卵サンドイッチなどさまざまな料理に取り入れる。
	乳製品	7、8か月頃を参照。

出典：柳澤正義監、母子衛生研究会編『授乳・離乳の支援ガイド実践の手引き』母子保健事業団、2008年、92～95頁。

（6）　市販の離乳期の食品

❶ベビーフード

　ベビーフードとは、「乳児および幼児の発育に伴い、栄養補給を行うとともに、順次一般食品に適応させることを目的として製造された食品をいう」と日本ベビーフード協議会の自主規格のなかで定義されている。ベビーフードは薄味につくられており、摂食時の塩分濃度は生後12か月までの製品は約0.5％以下に、12か月以降の製品は約0.7％以下に調整されている。

　現在、各月齢の乳児に適する多種類のベビーフードが市販されており、その種類は、ドライタイプとウエットタイプに大別される。いずれも合成の保存料、着色料、香料、甘味料は使用されていない。ドライタイプには熱風乾燥した粉末製品と急速冷凍後に乾燥させたフリーズドライ製品がある。ウエットタイプには瓶詰め製品とレトルト製品があり、開封後、そのまま与えられるので外出時などは便利である。

　ベビーフードは単品で利用するほかに、手づくりの離乳食と併用すると食品数、調理形態も豊かになる。また、各月齢に合わせて粘度、固さ、味、粒の大きさなどが調整されているので、離乳食を手づくりする場合の参考になる。さらに、製品の外箱などに離乳食メニューが提案されているものもあり、離乳食の取り合わせを考える一助となる。

表3-8　母乳、乳児用調製粉乳、フォローアップミルク、牛乳の主な成分の比較

(100ml 当たり)

	エネルギー (kcal)	たんぱく質 (g)	脂質 (g)	鉄 (mg)	カルシウム (mg)	ビタミンD (μg)
母　乳[1]	65	1.1	3.5	0.04	27	0.3
乳児用 調製粉乳[2]	66.4～68.3	1.43～1.60	3.51～3.61	0.78～0.99	44～51	0.85～1.2
フォローアップ ミルク[3]	64.4～66.4	1.96～2.11	2.52～2.95	1.1～1.3	87～101	0.66～0.98
牛　乳[1]	67	3.3	3.8	0.02	110	0.3

注：1)「日本食品標準成分表2015年版（七訂）」より作成
　　2)和光堂レーベンスミルクはいはい（アサヒグループ食品）、ほほえみ（明治乳業）、はぐくみ（森永乳業）、赤ちゃんが選ぶアイクレオのバランスミルク（アイクレオ）、すこやかM1（雪印ビーンスターク）、ぴゅあ（雪印メグミルク）、12.7～13%調乳液
　　3)和光堂フォローアップミルクぐんぐん（アサヒグループ食品）、ステップ（明治乳業）、チルミル（森永乳業）、アイクレオのフォローアップミルク（アイクレオ）、つよいこ（雪印ビーンスターク）、たっち（雪印メグミルク）、13.6～14%調乳液

作成：堤

❷フォローアップミルク

　フォローアップミルクは、母乳や育児用ミルクの代替品ではなく、離乳期以降の栄養補給を目的とした牛乳の代替品である。組成の特徴として、たんぱく質とカルシウムの量は乳児用調製粉乳と牛乳の中間的な値であること、脂質の量は、乳児用調製粉乳や牛乳より減少させていること、乳児用調製粉乳に添加されている亜鉛と銅は添加されていないことなどがあげられる。使用する場合は生後9か月以降とする。ただし9か月を過ぎたからといって、母乳や育児用ミルクをやめてフォローアップミルクに切り替える必要はない。母乳が十分に出ている場合や離乳が順調に進んでいる場合には、フォローアップミルクは不要である。

　離乳食が糖質の多い食品に偏り、肉、魚などのたんぱく質性食品の摂取が少ない場合などに、たんぱく質、ビタミン、ミネラルなどを含む液体の離乳食と位置づけて利用してもよい。

　母乳、乳児用調製粉乳、フォローアップミルク、牛乳の主な成分組成を表3-8に示す。

第3節 乳児期の栄養上の問題と健康への対応

　授乳や離乳は乳児の個人差を十分に配慮して進めることが重要である。しかし、次のような問題が生じることがあるので、それらに対しては個々の状況に応じた適切な対応をとる。

❶哺乳量のむら（ミルク嫌い）
　育児用ミルクを飲んでいる乳児のなかには3〜4か月ころになると哺乳量にむらが出てくることがある。ミルク嫌いの原因は、体調不良、育児用調製粉乳のメーカーや乳首の変更、授乳をする人が替わったり授乳方法に変化があったりした場合など、さまざまであり、また、ひとつとは限らない。
　育児用ミルクの哺乳量が減少した場合に、哺乳瓶を無理に口に押し込んだりすると、ミルク嫌いになることがある。そこで、多少哺乳量が減っても、機嫌がよく元気であり、体重の増加も成長曲線のカーブに沿って順調であれば、無理にミルクを飲ませない。しばらくようすをみて、機嫌のよいときに与えてみるなどの工夫をして、あせらずに回復を待つようにする。
　機嫌が悪く元気がない場合や、体重増加不良の場合には、小児科医を受診するよう助言する。
　なお、薬などを育児用調製粉乳に混ぜると、その結果、乳児に不快感を与え、育児用ミルク嫌いになることもあるので注意が必要である。

❷粒状の離乳食を拒絶する
　離乳を開始して3か月以上経過しても粒状の離乳食を拒絶する場合には、粒状の口当たりに慣れていないことが考えられる。そこで、慣れるまで一段階前の調理形態に戻したり、乳児が好む食品や料理法を用いたりして粒状に慣らすようにするとよい。

❸食欲不振
　離乳食が1日3回になる9か月ころからみられる食欲不振の

原因は、そのころになると以前に比べ体重増加割合が緩慢になるために、エネルギーや栄養素の必要量が減少することが考えられている。また、味覚の発達も著しい時期であるために、離乳食の食材、調理法、味付けが単調である場合には食欲減退がみられることもある。このような場合には生活リズムを整えたり、調理法を変化に富んだものになるよう工夫する。

❹乳汁と離乳食の割合の不均衡

離乳食が進むと乳汁摂取量が極端に減少する場合がある。しかし、離乳食では微量成分である各種ビタミン、ミネラルをバランスよく摂取することは困難であることが多い。一方、母乳や育児用調整粉乳は微量成分の多くが乳児に適した割合で含まれている。そこで、離乳各時期において適切な乳汁と離乳食の量的な割合を保つことが適正な発育・発達を促すために重要である。

❺食べ物の好き嫌い

離乳期に特定の食べ物ばかり食べたがり、嫌いなものは口にしないという状況がみられることがあり、栄養の偏りなどを気にする者もいる。しかし、これは幼児期の偏食とは別のものであるととらえることができる。それは、いままで好んで食べていたものを急にいやがり、別の食べ物ばかりをほしがるなどの状況を繰り返す場合もあり、この時期の食べ物の好き嫌いはまだ固定化したものではなく、そのときの気分や体調によっても変わるからである。

そこで、何回か食べなかったからといって、嫌いな食べ物と決め付け、食卓に出さないのではなく、日を変えたり、調理法・切り方・盛り付けなどを変えたり工夫をして出してみる。また、一緒に食卓を囲み、食事を楽しむ雰囲気のなかで励まし、少しでも食べられたらたくさんほめることで、子どもの食べる意欲を引き出すことが大切である。

❻食物アレルギーへの対応

食物アレルギーの発症を心配して、離乳の開始や特定の食物の摂取開始を遅らせても、食物アレルギーの予防効果があるという科学的根拠はないことから、生後5～6か月ころから離乳

をはじめるようにする。

　離乳を進めるにあたり、食物アレルギーが疑われる症状がみられた場合、自己判断で対応せずに、必ず医師の診断に基づいて進めることが必要である。なお、食物アレルギーの診断がされている子どもについては、必要な栄養素等を過不足なく摂取できるよう、具体的な離乳食の提案を行う。

　子どもに湿疹がある場合やすでに食物アレルギーの診断がされている場合、または離乳開始後に発症した場合は、基本的には原因食物以外の摂取を遅らせる必要はないが、自己判断で対応することで状態が悪化する可能性も想定されるため、必ず医師の指示に基づいて行うことが重要である。

❼早産児の離乳の進め方

　早産児の場合、明確な基準はないが、1500g以上で生まれた場合には、修正月齢(本来の出産予定日から数えた月齢)をもとに、発育や定頸の状態、食事への関心度などを参考にして、離乳を開始することが多い。

　出生体重が少ないほど、修正月齢よりも授乳量や回数および離乳の進行が遅れ気味になることも多く、保護者や養育者が不安になることもある。しかし、生後12か月ころになると、修正月齢との差が少なくなる場合が多い。そこで、この事実をあらかじめ保護者や養育者に伝え、不安解消に努めることが重要である。

第4節 幼児期の心身の発達と食生活

1 身体機能の発達と精神発達の特徴

(1) 身体機能

　幼児期になると、乳児期に比べて発育速度はゆるやかになる

> **摂食行動**
> 自分で食物をとること。発達に合わせてスプーン、フォーク、箸が使いたくなる料理を用意することにより扱いが上手になる。

が、身長の伸びが著しいため、見た目は細い体型になる。骨格、筋肉、血液量などの身体形成だけでなく、運動量が増えるので、エネルギー、栄養素が不足しないようにする必要がある。手指の機能の発達にともない手づかみ食べから食具使用ができるようになるので、**摂食行動**の自立につながる。

(2) 消化機能

幼児期は、成長にともない消化酵素の分泌はある程度増加するものの、消化機能はおとなに比べて未熟である。一度に摂取する量に配慮し、消化不良には気をつける。

細菌に対する抵抗力は弱いので、衛生面には十分配慮し、**食中毒**を起こさないように注意する。

> **食中毒**
> 細菌性食中毒は全体の90％を占める。感染型（原因菌が食品とともに体内に取り込まれて増殖する）と毒素型（原因菌が食品に付着しているとき、あるいは体内に取り込まれたあとに増殖する際に毒素を発生させる）の2種類がある。感染型のO-157やサルモネラ、腸炎ビブリオ、カンピロバクターには衛生面に注意する。

(3) 咀嚼機能

乳歯の萌出時期のめやすを図3-5、表3-9に示す。1歳半ごろには、前歯と第一乳臼歯が生えるが、前歯を使って噛み切ることはできても奥歯が生えそろわないために固いものや弾力のあるものをすりつぶすことはまだ難しい。3歳ごろまでに乳歯は生えそろうが、噛む力はまだ弱いために、固すぎるものは苦

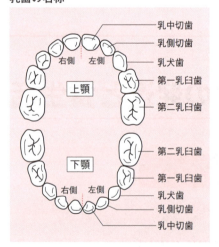

図3-5 乳歯の萌出時期の目安
乳歯の名称

出典：巷野悟郎・向井美穂・今村榮一監『心・栄養・食べ方を育む乳幼児の食行動と食支援』医歯薬出版、2008年、85頁。

表3-9 乳歯の萌出時期

歯種		男子		女子	
		平均値	標準偏差	平均値	標準偏差
上顎	乳中切歯	10か月	1か月	10か月	1か月
	乳側切歯	11か月	1か月	11か月	2か月
	乳犬歯	1年6か月	2か月	1年6か月	2か月
	第一乳臼歯	1年4か月	2か月	1年4か月	2か月
	第二乳臼歯	2年5か月	4か月	2年6か月	4か月
下顎	乳中切歯	8か月	1か月	9か月	1か月
	乳側切歯	1年0か月	2か月	1年0か月	2か月
	乳犬歯	1年7か月	2か月	1年7か月	2か月
	第一乳臼歯	1年5か月	2か月	1年5か月	1か月
	第二乳臼歯	2年3か月	3か月	2年3か月	4か月

注：萌出時期には個人差があるため、数値はおおよその目安と考えるとよい。

出典：日本小児歯科学会「日本人小児における乳歯・永久歯の萌出時期に関する調査研究」『小児歯科学雑誌』日本小児歯科学会、26巻1号、1988年、1～18頁をもとに太田作成。

表 3-10　咀嚼機能の未熟な 1～2 歳児に配慮したい食品

特徴	食品例	工夫
弾力性の強いもの	かまぼこ、こんにゃく、いか、たこ、かたまり肉	こまかくする すりつぶす
皮が口に残るもの	豆、トマト	皮をとる
口の中でまとまりにくいもの	ひき肉、ブロッコリー	とろみをつける やわらかく加熱する
ペラペラしたもの	わかめ、レタス、薄切りきゅうり	やわらかく加熱する ひと塩する
唾液を吸うもの	パン、ゆで卵、さつまいも	水分、油分を加える
誤嚥・窒息しやすいもの	餅、こんにゃくゼリー、ピーナッツ、大豆、ミニトマト、ぶどう、団子、パン、丸いあめ、りんご片、たくあん、ちくわ、ソーセージ、ポップコーンなど	小さく切る ゆっくり食べさせる 水分を加える

出典：巷野悟郎ら『幼児の食生活―その基本と実際』乳幼児食生活研究会編、日本小児医事出版社、2010 年、83～85 頁をもとに太田作成。
「誤嚥・窒息しやすいもの」は、内閣府食品安全委員会「食べ物による窒息事故を防ぐために」2009 年をもとに太田作成。

手とすることが多い。第二乳臼歯が上下生えそろったら、噛みごたえのあるものなどを増やして咀嚼の練習をはじめる。調理形態に配慮しながらさまざまな食品を増やし、食べる経験を広げていく。

　咀嚼機能の未熟な 1～2 歳児には、調理の工夫などが大切である。食べにくい食品の特徴とその食品例を表 3-10 に示す。食物による**誤嚥**や**窒息**は、4 歳ころまで起きやすいので注意が必要である。特にこんにゃくゼリー、もち、ピーナッツは 3 歳までは与えないほうがよい。与える場合は、おとなの見ている前で座らせて食べさせる、乗り物の中では食べさせない、食べ物で遊ばせない、食べているときは驚かさないなどに注意する。

(4)　摂食行動

　乳児期から幼児期にかけて**手づかみ食べ**からスプーン、フォーク、箸を使うようになる（表 3-11）。手づかみ食べは、目と手と口の協働がスムーズになり、**一口量**を自分で知るために必要であり、食器や食具がうまく使えるようになるために必要なプロセスである。スプーン、フォークの握り方は発達にともない手のひら握り、指握り、鉛筆握りへと変化する（図 3-6）。鉛筆握りができるようになれば箸に移行できる。箸は 3 歳ごろから持

誤嚥
　食物または異物が誤って気道内に流入し、空気の通り道に入ること。気管異物の症状は激しい咳込みなどがある。気管支異物（ピーナツなど）は肺炎を引き起こすことがある。

窒息
　咽頭異物では、チアノーゼなどから死に至る場合もある。疑われたら初期救命法などにより異物を除去する必要がある。

手づかみ食べ
　生後 9 か月ごろから 2 歳ごろによく見られる行動。手で食べ物を触る、つかむ、握る、つぶすなどの行動が見られる。汚されてもかまわないように、テーブルの下にシートを敷くなどの対策をする。食べたい意欲の表れであるため、おとなはその行動につきあうことが大切である。

一口量
　視覚的、嗅覚的に何をどれくらい食べられるか自分で判断して一口量を決定する。安全に食べられる量を知るには自分で調整する力を養う必要がある。

表 3-11 幼児の食の発達

食の要点	区分	離乳食 9〜11か月	1〜1歳半	幼児食 1歳ごろ	2歳ごろ	3〜6歳
発達		はいはい		2本足歩行・手指を使う		自我の発達
生歯				前歯、第一乳臼歯	乳歯が生えそろう、第二乳臼歯	安定した時期
口腔機能発達段階				咬断期・一口量学習期	乳臼歯咀嚼学習期	咀嚼機能成熟期
食具使用機能発達段階				食具使用学習開始期	食具使用学習期	食具使用成熟期
食べ方	手づかみ	遊び食べ、こぼす				
	スプーン				すくう、口などで食べる	
	フォーク					
	箸					
食形態	形			手づかみしやすい形	スプーンやフォークで扱いやすいもの	
	大きさ	1cm角ぐらいの大きさ		前歯で噛みきれる大きさ、平らで大きい	小さいもの、大きいもの、などいろいろな大きさ	
	硬さ	歯ぐきでつぶせる		前歯で噛みきれる大きさ、奥歯でつぶせる煮物程度のもの	奥歯ですりつぶせる、しんなりいためもの程度	おとなより少し軟らかめ

出典：巷野悟郎ら『幼児の食生活―その基本と実際』乳幼児食生活研究会編、日本小児医事出版社、2010年、86頁。

図 3-6 スプーン、フォークの握り方

手のひら握り

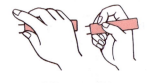

指握り　　鉛筆握り

出典：大江敏江ら『こどもの食と栄養 演習ブック』松本峰雄監、ミネルヴァ書房、2017年、117頁を一部改変。

図 3-7 食べるときの姿勢

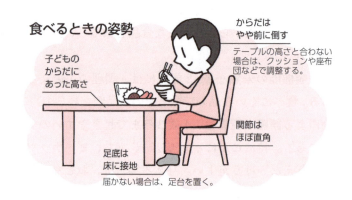

出典：日本咀嚼学会編『咀嚼の本―噛んで食べることの大切さ―』口腔保健協会出版、2006年、47頁を一部改変。

ちはじめるが、正しい箸使いは4歳以降に身に付きやすい。食べるときの座った姿勢(図3-7)にも配慮し、食器や食具の扱いやすいものを用意する。

(5) 精神発達

自我の発達や社会性の発達により食行動は変化する(表3-12)。0〜1歳ごろは自分で食べたい気持ちの表れが手づかみ

自我の発達
自我の形成は、自分の内側に周囲の事物を取り入れ(同化)、また自分の内面を周囲に適合させていく(調節)という知的機能を発達させる。常に人間関係のなかで成長し発達する。

表 3-12　食行動の発達

0	1歳	2歳	3歳	4歳	5歳

☆おやつを残しておいて後で食べることができる
☆好き嫌いを言う
☆いつもと違う乳首を嫌う　　　　☆「ママもおいしい？」と聞いてくる
☆あめをいつまでもなめていることができる
☆ガムを飲みこまないで噛み続けることができる
☆「おいしいね」と言う
☆味わうようになる
☆味を感じるようになる
☆空腹感、満腹感を感じるようになる
☆手でつかんで食べる
☆食べ物を独占する　　☆所有欲が強くなる　　☆食べ物を分けてやることができる
☆食べ物と母親の愛情が結びつく
☆乳房が母親のものであることがわかる　　☆食べ物を分け合うことができる
☆手に握ったものを放さない
☆仲間と食べ物の情報交換ができる
☆親と同じものが食べたくなる　☆仲間と同じものが食べたくなる
☆食べ物を母親に渡す
☆人と一緒にいて食事を楽しむことができる　　☆食事の場を仲間と一緒に楽しむことができる
☆食べながら人に関心を示すことができる
☆食べながら人に関心を示すことができない

出典：巷野悟郎ら『幼児の食生活－その基本と実際』乳幼児食生活研究会編、日本小児医事出版社、2010年、36頁を一部改変。

食べになり、自己主張が強くなると好き嫌いが多くなる。2歳ごろには、仲間と同じものが食べたくなり、3歳ごろには仲間と食事の情報交換ができるようになるので、言葉による伝え合いが増える。4〜5歳ごろには食べ物を分け合うことができるようになるので協調性や道徳性が芽ばえる。苦手なものも我慢して食べてみようとする行動も見られ、自立心につながる。

共食を通して適切な食習慣や生活習慣の基礎づくりをしていく。

2　幼児期の栄養と食事摂取基準

(1)　食事摂取基準

30代のおとなと比較すると、幼児期のエネルギーとたんぱく質、脂質、カルシウム、鉄の摂取量は表3-13のようになる。例えば3〜5歳男児を見るとカルシウム、鉄の必要量は成人女性とほぼ変わらない。一度に多量にとることが難しいために3回の食事と間食が必要である。

表 3-13　幼児期におけるエネルギー、たんぱく質、脂肪、カルシウム、鉄の推奨量

年齢	性別	推定エネルギー必要量（kcal/日）	たんぱく質推奨量（g/日）	脂肪目標量（%エネルギー）	カルシウム（mg/日）	鉄（mg/日）
1～2	男・女	950・900	20・20	20 以上 30 未満	450・400	4.0・4.5
3～5	男・女	1300・1250	25・25		600・550	5.5・5.5
30～49	男・女	2650・2000	60・50		650・650	7.5・6.5

出典：厚生労働省「日本人の食事摂取基準（2015 年版）」2014 年、「身体活動レベルⅡ（推奨量）」より抜粋。

（2）　1 日の食事の目安量

　1 日のエネルギー摂取量の配分例を表 3-14 に示した。献立の基本は、1 回の食事ごとに、バランスよく**一汁二菜**（主食、主菜、副菜、汁物）（図 3-8）を組み合わせる。

　噛みごたえのある食品は、噛む能力（奥歯の本数等）に合わせて調理の工夫をする。食物繊維の多い野菜、きのこ、海藻、肉、干物などは、切り方や加熱時間、水分量などで調整する。よく噛むようにするには固い食品にも慣らしていく必要がある。

　脂肪の多くなりがちな洋食に偏らず和食も組み合わせる。一般的に野菜や魚料理を苦手とするが、生活習慣病予防の観点からもそれらを好む味付けにして食べられるようにしていく。

　バランスのとり方は、幼児の食事バランスガイド（図 3-9）を参考にしたり、弁当箱に配分よく詰める方法（図 3-10）などがある。弁当箱の容量とエネルギー量はほぼ比例するため、1 回当たりの弁当箱の容量は、1～2 歳児は 300～330ml、3～5 歳児は 400～430ml が適当となる。詰め方は、弁当箱の表面積で主食 2分の 1、主菜 6 分の 1、副菜 3 分の 1 が目安となる。

　食べる量には個人差があるので、子どもと話し合って適当なサイズを決めるとよい。子どもが残したとしても、バランスを身に付けるためには、根気よく適切な配分を続けていくことである。

表3-14　1日のエネルギーの配分例

食事	配分（％）
朝食	20～25
昼食	25～30
間食	10～20
夕食	25～30

出典：堤ちはる・土井正子編著『子育て・子育ちを支援する子どもの食と栄養』萌文書林、2019年、135頁。

図3-8　主食と汁、主菜と副菜の組み合わせ

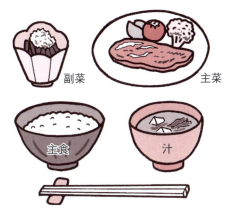

出典：巷野悟郎ら『幼児の食生活―その基本と実際』乳幼児食生活研究会編、日本小児医事出版社、2010年、81頁を一部改変。

図3-10　弁当箱の大きさと栄養量

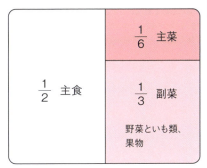

主食：副食＝1：1
副食＝主菜：副菜＝1：2

出典：巷野悟郎ら『幼児の食生活―その基本と実際』乳幼児食生活研究会編、日本小児医事出版社、2010年、81頁を一部改変。

図3-9　幼児向け食事バランスガイド

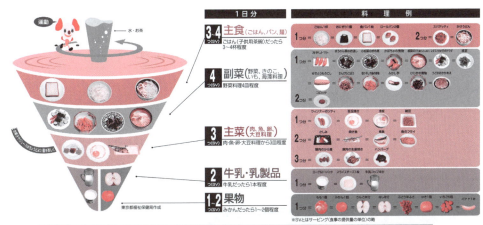

出典：東京都福祉保健局「東京都幼児向け食事バランスガイド」

第3章　子どもの発育・発達と食生活

3 間食（おやつ）の意義と提供の仕方

(1) 間食（おやつ）の意義

間食
決まった食事と食事の間にものを食べること。おやつともいう。食事を補う補食としての意味もある。

❶栄養的役割

低年齢ほど1回に食べる量は限られるため、**間食を食事の一部**と考え、エネルギー、栄養素、水分補給を行う。穀類、いも類、牛乳・乳製品、卵、果物、野菜などを使用する。

❷精神的役割

食事とは違う食感、におい、味などから楽しさを味わうことができる。遊びに夢中になっているときは休息を与え、気分転換や安らぎなどにもなる。

❸教育的役割

一緒に手づくりすることは、食べ物に興味をもたせるだけでなく、協同性や思考力が育ち、数量などへの関心が高まる。また、手洗いやあいさつなどの食習慣を自然な形で無理なく身に付ける機会にもなる。

(2) 間食（おやつ）の提供の仕方

❶間食の適量

1～2歳児は、1日に必要なエネルギー量の10～15％（約100～150kcal）を1日1回または2回に分けて与える。3～5歳児は、15～20％（約200～260kcal）を1日1回与える。

❷望ましい提供の仕方

成分表示
容器包装には、見えやすいところに食品に含まれる栄養成分が表示されている。栄養成分表示の見方を知り、望ましい栄養素摂取のバランスをめざした食生活に活用する。

むし歯予防のためにも時間を決めて与えることが望ましい。むし歯の有無別間食の与え方（図3-11）を見ると、むし歯あり群は、時間を決めて提供することが少なく、甘いものが多い、欲しがるときに与えることが多かった。市販の菓子類を利用するときは、エネルギー量、栄養素、食品添加物等の**成分表示**を確認し、塩味、甘味、香辛料、合成着色料などの添加物が多いものはとりすぎないようにする。

図3-11 むし歯の有無別間食の与え方(回答者:2～6歳児の保護者)(複数回答)

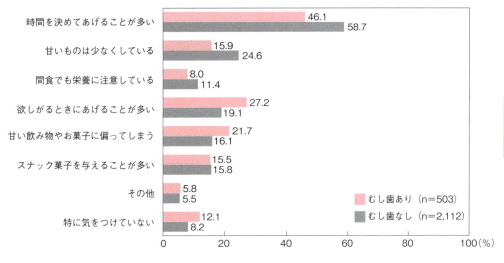

出典:厚生労働省「平成27年度乳幼児栄養調査結果の概要」2016年、24頁。

　間食の内容は、スナック菓子、ビスケット類、菓子パン・ケーキ類、キャラメル・あめ・チョコレート類が増加傾向であり、果物、牛乳・乳製品は減少傾向である。おとなが適時適量を心がけ、肥満、むし歯、偏食、食欲不振の原因にならないようにする。

4　幼児期の食行動への対応

　食生活上保護者が困っていることを図3-12に示した。約8割の保護者が食事に悩みがあると答えていた。全体で困っていることは、食べるのに時間がかかる、偏食する、むら食い、遊び食べの順に多くみられた。
　年齢ごとにみると、年齢とともに減少する、あるいは増加する食行動がある。保護者には、子どもの年齢による悩みの変化は、すなわち発達の変化であることを伝えながら、子どもに合わせた対応のしかたをアドバイスする必要がある。
　保育所においては、食事場面だけでなく生活のなかでも適切に関わる必要がある。子どもに合わせた支援を計画的に行うためには、食事の前は空腹になるリズムになっているか、食事時間は適正か、発達に合った食事形態か、集中できる環境か、楽しい食事になっているかなどを保育所全体で確認し、子どもの成長・発達に合わせて対応する。子どもの発達上の問題や保護

図 3-12 現在子どもの食事について困っていること（回答者：2～6歳児の保護者）（複数回答）

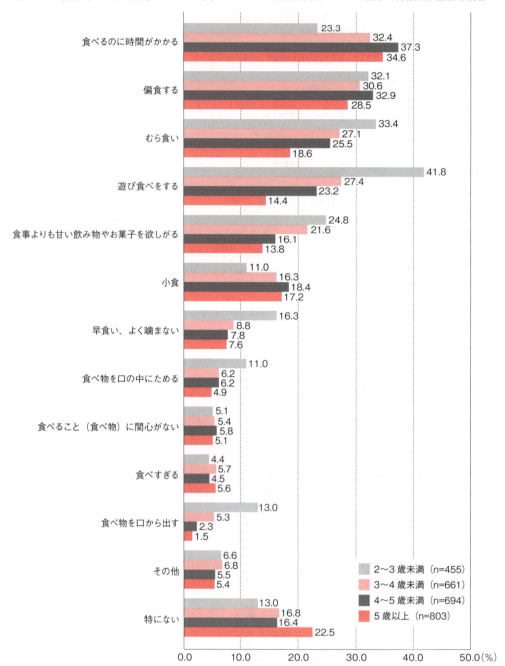

出典：厚生労働省「平成27年度乳幼児栄養調査結果の概要」2016年、15頁。

　者の悩みが強いときは、地域との連携（病院、保健センター、相談機関等）なども考えていく。
　以下に、多い悩みごとに対する考え方や確認するポイントを示す。

(1) 食べるのに時間がかかる

　3〜5歳の保護者の困りごととして最も多かった。3歳ごろになると食事をしながら会話がはずむようになり、時間がかかることもある。しかし、子どもがよく噛んで楽しみながら食べているなら、おとなも共食を楽しむゆとりが必要である。

　反対に、会話もせず、ひとりで黙々と時間をかけて食べていることがある。周りの過干渉や無理強いなどによって起こりやすいので関わり方に問題がないか確認する。

- 食事前は空腹にする
- 食事に集中できる環境を整える
- 盛り付けは少量にする
- 嫌いなものを無理強いしない
- 発達に合った固さにする
- 食事時間は30分程度を目安にする

(2) 偏食する

　幼児の食べ物に対する好き嫌いは変化するので、子ども自身が能動的に食べたくなるように根気よく接する。強制せずに気長に見守る。

- 食事の前は空腹にする
- 周りの人がおいしそうに食べるようすを見せる
- 発達年齢に合わせた軟らかさや大きさにする
- 味付けの工夫やとろみをつけて味わいやすくする
- 励ましや少しでも食べたらほめるなど自信につなげる
- 買い物や下ごしらえなどの手伝いをさせてみる
- 菜園活動、クッキングなどの機会をつくる

(3) むら食い、小食

　食欲は、感情や周囲の環境、生理的食欲などに左右されやすく、一定ではない。また、ダラダラ食べが食欲につながらないことがある。少量しか食べられない場合は、食べ物の内容や量を考えて食間に与える必要もある。たとえ食べが悪くても機嫌がよく、よく寝ているなら問題はない。子どもが食べてくれな

いほど保護者の悩みは強いが、身長・体重が成長曲線に沿って増加しており、1週間単位で少量でもまんべんなく食べていれば心配ないことがほとんどである。

- ・生活習慣の見直しをする
- ・空腹のための配慮をする
- ・盛り付けの工夫をする
- ・生活全体の活性化を図る

(4)　遊び食べ、食べ物を口から出す

遊び食べなどは手づかみ食べの時期に起こりやすい。食べ物に触る、食べ物を口から出して確認する行動は自然な探索行為である。おとなが手伝いすぎずに発達の過程として見守り、食べることに集中できるよう関わる。お腹が満たされて遊びはじめたら、「ごちそうさま」をして切り上げる。

- ・汚されてもよいようにエプロンをつける
- ・床にシートを敷くなど片付けを楽にする
- ・集中できる環境を整える(テレビを消す、おもちゃは片付けるなど)
- ・食事は適度な固さ、大きさか確認する
- ・おとなと一緒に食べる

(5)　噛まない、丸のみをする

摂食機能に合う調理形態にし、「どんな味がする?」「噛むとどんな音がする?」などと言葉がけをして、会話を楽しみながらゆっくり味わう練習をする。幼児期からの肥満予防にはよく噛むことを学習させる必要がある。

- ・スプーンを唇でとらえ、唇を閉じて食べる
- ・介助するときはスプーンを水平に引き抜く
- ・飲み込みを確認してから次の食物を与える
- ・前歯でかじりとれる大きさにする
- ・食物繊維の多いものを用いる
- ・よく噛んでから水分を飲ませる
- ・奥の歯ぐき、奥歯で噛む練習をする
- ・食事時の姿勢を正す

(6) 食べ物を口にためる、吸い食べ

吸い食べは2歳ごろに起こりやすい。眠いときなど指しゃぶりと似た行動をとる。強制されると緊張から口にためることがあるので、楽しく食べるようにする。
- 食事時間を見直す
- 食事にかける時間は長すぎないようにする
- 肉などの繊維が固すぎるものはとろみをつける
- 噛みつぶしやすい調理形態にする
- 叱らずに楽しく食べる

第5節 学童期の心身の発達と食生活

1 学童期の身体・精神的発達

　学童期とは、小学校に通う6年間のことである。この時期は第一次発育急進期の乳幼児期と思春期スパートの第二次発育急進期のあいだの期間で、心身の発育の安定期にある。図3-13に身長の一般的な発育曲線を示す。第二次発育急進期は男子に比べて女子のほうが早く出現する。男子は女子より2～3年遅れて発育速度が著しくなる。学童期後半から第二次性徴がはじまり、形態的・内面的にも男子・女子の特徴が現れてくる。

　平成30(2018)年度の学校保健統計における身長と体重の平均値を表3-15に示した。身長と体重の年次推移をみると、昭和23(1948)年度から平成30年度のあいだに身長では11歳男子で14.8cm、11歳女子で16.0cm、体重では11歳男子で10.2kg、11歳女子で10.9kg増加している。いずれも昭和23年度以降増加傾向にあったが、男女とも身長では平成6(1994)～13(2001)年度をピークにおおむね横ばい、体重では平成11(1999)～18(2006)年度をピークにその後減少あるいは横ばいの状況を示している(図3-14)。

　学童期の精神発達は著しい。学童期は幼児期に比較して、抽

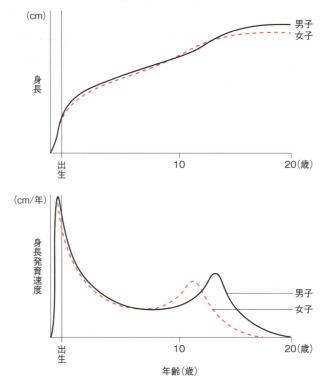

図 3-13　身長の発育曲線模式図

出典：髙石昌弘・樋口満・小島武次『からだの発達』大修館書店、1993年、16頁。

象的・形式的な内容について考えられるようになってくるため、判断力・創造力も高まってくる。小学校生活をとおして社会性や集団性を身に付けていく時期である。

2　学童期の食生活と学校給食

　学童期の生活習慣は、成人になってからの食生活のバランスや食意識に影響を及ぼす。したがって、望ましい生活習慣および食生活の習慣を身に付けていくことが重要である。学童期では、家族の団らん、3食規則正しい生活リズム、牛乳・乳製品や野菜・果物の積極的な摂取、食べすぎや偏食のない習慣、間食や夜食のとり方と内容への配慮などを心がけていく。

　栄養素等の摂取目標は食事摂取基準で示されているが、学童期においては、家庭での食事と学校給食によってこの基準量が摂取される。

表 3-15　年齢別　身長・体重の平均値および標準偏差

区分			身　長　(cm)		体　重　(kg)	
			平　均　値	標準偏差	平　均　値	標準偏差
男	幼稚園	5歳	110.3	4.73	18.9	2.62
	小学校	6歳	116.5	4.90	21.4	3.37
		7	122.5	5.15	24.1	4.20
		8	128.1	5.40	27.2	5.16
		9	133.7	5.72	30.7	6.23
		10	138.8	6.17	34.1	7.31
		11	145.2	7.09	38.4	8.34
	中学校	12歳	152.7	8.04	44.0	9.82
		13	159.8	7.62	48.8	9.77
		14	165.3	6.61	54.0	10.04
	高等学校	15歳	168.4	5.90	58.6	10.04
		16	169.9	5.89	60.6	10.43
		17	170.6	5.78	62.4	10.37
女	幼稚園	5歳	109.4	4.71	18.5	2.52
	小学校	6歳	115.6	4.91	20.9	3.26
		7	121.5	5.18	23.5	3.90
		8	127.3	5.52	26.4	4.66
		9	133.4	6.24	30.0	5.84
		10	140.1	6.73	34.1	6.98
		11	146.8	6.69	39.1	7.86
	中学校	12歳	151.9	5.95	43.6	8.00
		13	154.9	5.40	47.2	7.45
		14	156.6	5.30	49.9	7.58
	高等学校	15歳	157.1	5.30	51.6	7.87
		16	157.6	5.38	52.5	7.58
		17	157.8	5.30	52.9	7.76

注：1. 年齢は、平成30年4月1日現在の満年齢。
　　2. 全国平均の5歳から17歳の標準誤差は、身長0.04〜0.06cm、体重0.02〜0.11kg。
　　3. 幼稚園には幼保連携型認定こども園、小学校には義務教育学校の1〜6学年、中学校には中等教育学校の前期課程および義務
　　　教育学校の第7〜9学年、高等学校には中等教育学校の後期課程を含む。
　　　　　　　　　　出典：文部科学省「平成30年度学校保健統計調査報告書」2019年をもとに藤澤作成。

(1)　学校給食の役割・目的

　学校給食は学校給食法(昭和29〔1954〕年)に基づき実施され
ている。児童生徒の食生活の現状に対応し、また食育基本法の
制定、栄養教諭制度の創設に対応して、学校給食法は平成20
(2008)年に改正され、学校給食の目的は「児童及び生徒の心身
の健全な発達に資するものであり、かつ、児童及び生徒の食に
関する正しい理解と適切な判断力を養う上で重要な役割を果た
すものであること」とされている。この目的を実現するために、

図 3-14　身長と体重の平均値の年次推移

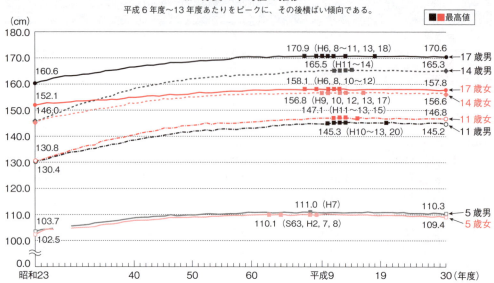

a. 身長の平均値の推移

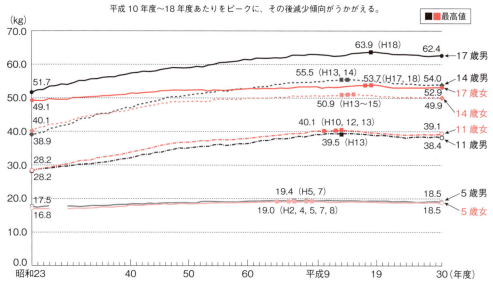

b. 体重の平均値の推移

注：5歳については、昭和27年度および昭和28年度は調査していない。

出典：文部科学省「平成30年度学校保健統計調査報告書」2019年、1〜4頁をもとに藤澤改変。

以下の7つの目標が掲げられている。
①適切な栄養の摂取による健康の保持増進を図ること。
②日常生活における食事について正しい理解を深め、健全な食生活を営むことができる判断力を培い、及び望ましい食習慣を養うこと。

③学校生活を豊かにし、明るい社交性及び協同の精神を養うこと。

④食生活が自然の恩恵の上に成り立つものであることについての理解を深め、生命及び自然を尊重する精神並びに環境の保全に寄与する態度を養うこと。

⑤食生活が食にかかわる人々の様々な活動に支えられていることについての理解を深め、勤労を重んずる態度を養うこと。

⑥我が国や各地域の優れた伝統的な食文化についての理解を深めること。

⑦食料の生産、流通及び消費について、正しい理解に導くこと。

(2) 学校給食の歴史と現状

　日本の学校給食は、明治22(1889)年に山形県の私立小学校で、貧困児童救済のために昼食が提供されたのがはじまりとされている。その後同様の処置で明治40(1907)年に秋田県や広島県で学校給食が実施され、昭和7(1932)年には国庫補助による給食が全国的に実施された。第二次世界大戦中は食糧事情の悪化により、学校給食は中断されたが、戦後の昭和22(1947)年にはララ(LARA: Licensed Agencies for Relief in Asia)物資、昭和24(1949)年にはガリオア(GARIOA: Government Appropriation for Relief in Occupied Area)資金による援助で学校給食が再開された。

　昭和29(1954)年に学校給食法が制定され、国庫補助による学校給食が展開されるようになった。パン、脱脂粉乳、主菜、副菜の給食が当初の構成であったが、昭和30年代から40年代にかけて脱脂粉乳が牛乳に替わり、ソフト麺が導入された。昭和51(1976)年には米飯給食が開始され、平成に入るころには、ランチルームの開設やバイキング給食が実施されるようになった。平成8(1996)年には大阪府堺市などで学校給食による大規模な食中毒(腸管出血性大腸菌O-157)事件が発生し、食品衛生管理の徹底がなされるようになった。

　現在、学校給食は完全給食、補食給食、ミルク給食に区分されている。完全給食は、パンまたは米飯、おかず、ミルクがそ

表 3-16　学校給食の実施率

区分	学校総数	実施率(学校数比)			
		計	完全給食	補食給食	ミルク給食
小学校	19,635校	99.1%(19,453校)	98.5%	0.3%	0.3%
中学校	10,151校	88.9%(9,122校)	86.6%	0.4%	2.9%
義務教育学校	82校	100.0%(82校)	100.0%	0.0%	0.0%
中等教育学校(前期課程)	52校	63.5%(33校)	53.8%	0.0%	9.6%
特別支援学校	1,132校	89.9%(985校)	88.8%	0.1%	1.1%
夜間定時制高等学校	565校	68.0%(384校)	52.6%	15.2%	0.2%
計	31,617校	95.2%(30,092校)	93.5%	0.6%	1.1%

出典：文部科学省「平成 30 年度学校給食実施状況等調査」2019 年。

ろったもの、補食給食はおかずとミルクを供給するもの、ミルク給食はミルクのみのものである。平成30(2018)年度の学校給食実施状況の調査結果を表 3-16 に示した。学校給食を実施している小学校は全国 1 万 9,635 校のうち 1 万 9,453 校、実施率99.1％であり、そのうちほとんどが完全給食(98.6％)であった。同様に中学校においては 1 万 151 校のうち 9,122 校で実施率は88.9％、完全給食は 86.6％であった。

現代の児童生徒の食をめぐる課題は多く、それらに対応すべく平成17(2005)年度に**栄養教諭**制度が発足している。学校給食法第 10 条では、栄養教諭は「児童又は生徒が健全な食生活を自ら営むことができる知識及び態度を養うため、学校給食において摂取する食品と健康の保持増進との関連性についての指導、食に関して特別な配慮を必要とする児童又は生徒に対する個別的な指導その他の学校給食を活用した食に関する実践的な指導を行うもの」とされている。平成 29(2017)年の栄養教諭の配置状況は 47 都道府県で 6,092 人である。

栄養教諭
栄養士免許、管理栄養士免許が基礎資格となり、教員養成に関わる単位を履修して得られる資格。

(3)　学校給食の基準

文部科学省は、児童生徒の心身の健全な発達のため、学校給食における摂取基準を定めている。バランスのとれた食事を提供することは重要で、学校給食摂取基準は、厚生労働省「日本人の食事摂取基準」(以下、「食事摂取基準」)を参考にして、随時改定が行われている。学校給食における食事内容については、

家庭などで不足する栄養素を補完する役割や生活習慣病予防の観点から策定されており、あくまでも全国的な平均値を示したものであることから、適用にあたっては、学校や地域の実情を配慮して弾力的に運用することが望まれている。

学校給食摂取基準（平成30〔2018〕年）における「児童または生徒1人1回当たりの学校給食摂取基準」を表3-17、「特別支援学校の幼児または生徒1人1回当たりの学校給食摂取基準」を表3-18に示した。同基準の平成30年の改正では、循環器疾患・糖尿病等生活習慣病対策総合研究事業での児童生徒の食事調査結果から算出した学校給食において摂取することが期待さ

表3-17　児童または生徒1人1回当たりの学校給食摂取基準

区分	基準値			
	児童（6〜7歳）の場合	児童（8〜9歳）の場合	児童（10〜11歳）の場合	生徒（12〜14歳）の場合
エネルギー（kcal）	530	650	780	830
たんぱく質（%）	学校給食による摂取エネルギー全体の13〜20%			
脂質（%）	学校給食による摂取エネルギー全体の20〜30%			
ナトリウム（食塩相当量）（g）	2未満	2未満	2.5未満	2.5未満
カルシウム（mg）	290	350	360	450
マグネシウム（mg）	40	50	70	120
鉄（mg）	2.5	3	4	4
ビタミンA（μgRAE）	170	200	240	300
ビタミンB$_1$（mg）	0.3	0.4	0.5	0.5
ビタミンB$_2$（mg）	0.4	0.4	0.5	0.6
ビタミンC（mg）	20	20	25	30
食物繊維（g）	4以上	5以上	5以上	6.5以上

注：1. 表に掲げるもののほか、次に掲げるものについても、示した摂取について配慮すること。
　　　 亜鉛……児童（6〜7歳）　2mg、児童（8〜9歳）　2mg、
　　　　　　　児童（10〜11歳）　2mg、生徒（12〜14歳）　3mg
　　2. この摂取基準は、全国的な平均値を示したものであるから、適用にあたっては、個々の健康および生活活動等の実態ならびに地域の実情等に十分配慮し、弾力的に運用すること。
　　3. 献立の作成にあたっては、多様な食品を適切に組み合わせるよう配慮すること。

出典：文部科学省「学校給食実施基準の一部改正について（通知）」2018年、別表。

表3-18　特別支援学校の幼児または生徒1人1回当たりの
学校給食摂取基準

区分		基準値	
		幼児	生徒
エルネギー　　　(kcal)		490	860
たんぱく質　　　(%)		学校給食による摂取エネルギー 全体の13〜20%	
脂質　　　　　　(%)		学校給食による摂取エネルギー 全体の20〜30%	
ナトリウム (食塩相当量)　(g)		1.5未満	2.5未満
カルシウム　　　(mg)		290	360
マグネシウム　　(mg)		30	130
鉄　　　　　　　(mg)		2	4
ビタミンA　　(μgRAE)		180	310
ビタミンB₁　　(mg)		0.3	0.5
ビタミンB₂　　(mg)		0.3	0.6
ビタミンC　　　(mg)		15	35
食物繊維　　　　(g)		4以上	7以上

注：1. 表に掲げるもののほか、次に掲げるものについても示した摂取について配慮すること。
　　　亜鉛……幼児1mg、生徒3mg
　　2. この摂取基準は、全国的な平均値を示したものであるから、適用にあたっては、個々の健
　　　康および生活活動等の実態ならびに地域の実情等に十分配慮し、弾力的に運用すること。
　　3. 献立の作成にあたっては、多様な食品を組み合わせるよう配慮すること。

出典：文部科学省「特別支援学校の幼稚部及び高等部における学校給食実施基準の
　　　一部改正について（通知）」2018年、別表。

れる「昼食必要摂取量」等を勘案して設定された。学校給食摂
取基準の基本的な考え方を以下に記す。

①エネルギー

　学校保健統計調査の平均身長から求めた標準体重と「食
事摂取基準」で用いている身体活動レベルⅡ（ふつう）によ
り算出した1日の必要量の3分の1を基準値とした。

②たんぱく質

　「食事摂取基準」の目標量を用いることとし、学校給食に
よる摂取エネルギー全体の13〜20％を基準値とした。

③脂質

　「食事摂取基準」の目標量を用いることとし、学校給食に
よる摂取エネルギー全体の20〜30％を基準値とした。

④ナトリウム（食塩相当量）

　「昼食必要摂取量」では、小学生は0.1g未満、中学生は
0.2g未満で、献立作成において味付けが困難となることか
ら、「食事摂取基準」の目標量の3分の1を基準値とした。

⑤カルシウム

ナトリウム
（食塩相当量）
ナトリウムは食品中で
はナトリウム塩またはナ
トリウムイオンとして存
在するが、ヒトは塩化ナ
トリウム（Nacl）として
摂取することが多い。そ
のためナトリウムの摂取
量は食塩相当量として表
現される。
　換算式は、
　食塩相当量(g)＝
ナトリウム(g)×2.54
である。

「昼食必要摂取量」を算出すると、「食事摂取基準」の推奨量の50％を超えているが、献立作成の実情に鑑み、「食事摂取基準」の推奨量の50％を基準値とした。

⑥マグネシウム

「昼食必要摂取量」を算出すると、小学生は「食事摂取基準」の推奨量の3分の1以下であるが、中学生は約40％である。このため、児童については「食事摂取基準」の推奨量の3分の1程度を、生徒については40％を基準値とした。従来の「学校給食摂取基準」では、配慮すべき値として規定していたが、中学生において不足している現状がみられることから、「学校給食摂取基準」の表中の基準値とした。

⑦鉄

「昼食必要摂取量」を算出すると、「食事摂取基準」の推奨量の40％を超えているが、献立作成の実情に鑑み、「食事摂取基準」の推奨量の40％程度とし、生徒は3分の1を基準値とした。

⑧ビタミンA

「昼食必要摂取量」を算出すると、「食事摂取基準」の推奨量の40％を超えているが、献立作成の実情に鑑み、「食事摂取基準」の推奨量の40％を基準値とした。

⑨ビタミンB_1

「昼食必要摂取量」を算出すると、「食事摂取基準」の推奨量の40％であることから、「食事摂取基準」の推奨量の40％を基準値とした。

⑩ビタミンB_2

「昼食必要摂取量」を算出すると、「食事摂取基準」の推奨量の40％であることから、「食事摂取基準」の推奨量の40％を基準値とした。

⑪ビタミンC

「昼食必要摂取量」を算出すると、「食事摂取基準」の推奨量3分の1以下であるが、望ましい献立としての栄養バランスの観点から、「食事摂取基準」の推奨量の3分の1を基準値とした。

⑫食物繊維

「昼食必要摂取量」を算出すると、小学校3年生は「食事

摂取基準」の目標量の 40％、小学校 5 年生は約 3 分の 1 であることから、「食事摂取基準」の目標量の 40％以上を基準値とし、中学生は 40％を超えているが、献立作成の実情に鑑み、「食事摂取基準」の目標量の 40％以上を基準値とした。

⑬亜鉛

　「昼食必要量」を算出すると、「食事摂取基準」の推奨量の 3 分の 1 以下であるが、望ましい献立としての栄養バランスの観点から、「食事摂取基準」の推奨量の 3 分の 1 を学校給食において配慮すべき値とした。

(4)　学童期における食育

　学校における食育の推進を図るためには、学級担任や教科担任と栄養教諭等が連携しつつ、給食時間はもとより各教科などにおいて、学校給食を活用した食に関する指導を効果的に行うよう配慮していく必要がある。すなわち、食に関する指導の全体計画と各教科等の年間指導計画等とを関連づけながら、指導を展開していくことが必要となる。「学校給食摂取基準」では食事内容について 5 つの留意点があげられている。

①献立に使用する食品や献立のねらいを明確にした献立計画を示すこと。

②各教科等の食に関する指導と意図的に関連させた献立作成とすること。

③地場産物や郷土に伝わる料理を積極的に取り入れ、児童生徒が郷土に関心を寄せる心を育むとともに、地域の食文化の継承につながるよう配慮すること。

④児童生徒等が学校給食をとおして、日常または将来の食事づくりにつなげることができるよう、献立名や食品名が明確な献立作成に努めること。

⑤食物アレルギー等のある児童生徒に対しては、校内において校長、学級担任、栄養教諭、学校栄養職員、養護教諭、学校医等による指導体制を整備し、保護者や主治医との連携を図りつつ、可能な限り、個々の児童生徒の状況に応じた対応に努めること。

さらに、献立作成、調理作業についての留意点を次にあげる。

①魅力あるおいしい給食となるよう、調理技術の向上に努めること。

②食事は調理後できるだけ短時間に適温で提供すること。調理にあたっては、衛生・安全に十分配慮すること。

③家庭における日常の食生活の指標になるように配慮すること。

以上のような献立内容、献立作成、調理作業への配慮に加え、食器具の安全性、料理形態に応じた食器具の選定、地元で生産される食器具の使用、喫食の場所への配慮も必要であるとしている。

学校における食育は、従来、学校給食や関連教科において指導してきたことに加えて、児童生徒が食に関する知識や能力を発達段階に応じて総合的に身に付けることを目的として、それぞれの教科等においてもその特質に合わせて適切に実施し、学校の教育活動全体で推進すべきものである。児童生徒が望ましい生活習慣を形成するためには、学校給食における対応のみでは限界がある栄養素もあるため、望ましい栄養バランスについて児童生徒への食に関する指導のみならず、家庭への情報発信を行い、児童生徒の食生活全体の改善を促すことが望まれる。

3 食生活上の問題への対応

学童期の健康および食生活上の課題として、生活リズムの乱れ、朝食欠食、間食・夜食、孤食、肥満とやせ、小児期メタボリックシンドロームなどがあげられる。それらに適切に対応することで、学童期の健康が守られる。

(1) 生活リズムの乱れ

早寝・早起きといった習慣は、生活リズムを整え、もともと日中に活動をするようなリズムがつくられている身体に調和し、健康を保つ。生活リズムは、睡眠を中心として、起床時刻、朝食、昼食、間食、夕食、就寝時刻が一定であることが望ましい。毎日一定の時刻に規則的に食事をすると、消化酵素の活性

がその時刻に高まり、体内の消化吸収、栄養素の代謝が効率よく行われる。

近年は生活の多様化、おとなの夜型の生活が影響して、子どもたちの就寝時刻が遅くなってきており、問題である。学童期は毎日学校に通うことで、なかば強制的に朝の時間は規則性が保たれるため、睡眠時間短縮の実態が浮かぶ。保護者がどれだけ子どもの生活時間が大切かを理解し、しつけとして子どもに理解させることができるかが鍵となる。

(2) 朝食欠食

学童期は成長期であるため、朝食欠食が問題であることは明らかである。朝食欠食の理由は「食欲がない」「食べる時間がない」が上位を占めており、生活リズムの夜型化などの影響を受けていると考えられる（第1章第2節参照）。

朝食欠食の弊害は、やる気や集中力の欠如、疲れやすい、体温が上がりにくいなどがあり、それらによって学業や体力にも悪影響が出るとされている。「平成30年度全国学力・学習状況調査」において、朝食を毎日食べる子どものほうがテストの正答率が高い傾向にあることが示されている（図3-15）。また、「平成29年度全国体力・運動能力、運動習慣等調査」においても、朝食を毎日食べる子どもは男女とも食べない子どもよりも高い値を示している（図3-16）。朝食をきちんと食べる子どもは、規則正しい生活習慣が身に付いており、学力や体力向上につながっていると考えられる。

まずは、朝食を食べられない背景を把握し、生活のリズムを整えて、少しずつ改善していくことに取り組むことが重要である。

(3) 間食・夜食

学童期は著しい成長期にあるため、エネルギー必要量などは、おとなに比較して要求量が高い。3食規則正しく適正量をとる必要があるが、間食で補うことも考えてよい。学校給食の摂取基準は家庭で不足しがちな栄養素の補給を目的に設定されているが、適切な間食の量、内容を考慮することが大切である。

図3-15 朝食の摂取と学力調査の平均正答率との関係

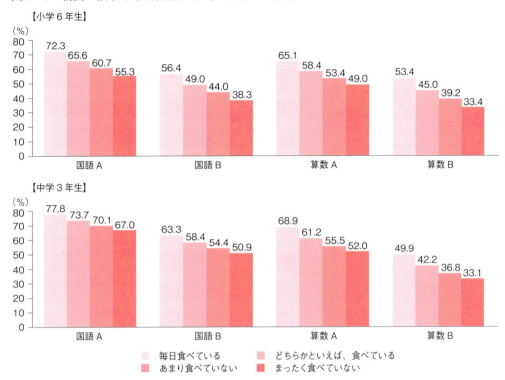

注：国語A、算数・数学A：主として「知識」に関する問題。国語B、算数・数学B：主として「活用」に関する問題。
出典：文部科学省・国立教育政策研究所「平成30年度全国学力・学習状況調査」2018年。

図3-16 朝食の摂取状況と新体力テストの体力合計点との関係

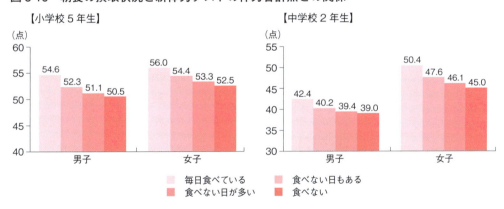

出典：スポーツ庁「平成29年度全国体力・運動能力、運動習慣等調査結果について」2018年、6頁を一部改変。

　夜食は夜遅くまで起きていると、とる頻度が高くなる。夜遅くに食べると、炭水化物や脂質の吸収がよく、肥満の原因になる可能性がある。「平成28〜29年度児童生徒の健康状態サーベイランス事業報告書」における、「夕食後にもう一度食事をすることがあるか」の質問で「よくある」「ときどきある」と答えた

図 3-17 夕食後に食事をとる状況

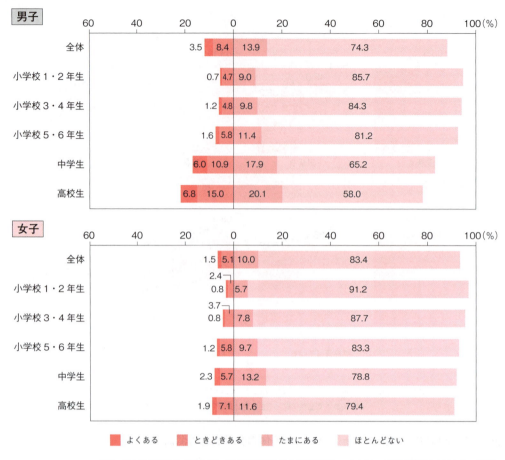

出典：日本学校保健会「平成 28〜29 年度児童生徒の健康状態サーベイランス事業報告書」2018 年、62 頁。

者の割合は、全体で男子 11.9％、女子 6.6％であった。男女とも学年が進むにしたがって増加し、特に男子で中学生の約 5 人に 1 人が、高校生では約 4 人に 1 人が夕食後にもう一度食事をしている（図 3-17）。

間食の食べすぎで夕食が十分にとれなかったり、夜食によって朝食時の食欲不振や朝食欠食につながったりするようでは困る。

(4) 孤食

孤食とはひとりで食事をすることをいい、社会環境や家庭環境の変化にともなって増加し、問題視されている（第 1 章第 2 節参照）。

孤食の弊害として、食欲がわかない、食事を楽しむ雰囲気も
ない、胃腸の消化機能も低下し、精神的にも不安定になること
などがあげられる。ひとりで食べるとゆっくり味わうというよ
りは早食いになり、また自分の好きな決まったものを食べるこ
とが多いため、栄養のバランスが悪くなりがちである。偏食が
あっても気づかず、食体験も狭いままおとなになってしまう可
能性もある。食事はエネルギーや栄養素をとり込むことだけが
目的ではなく、特に子どもにとっては、食べることを通じて心
を育てる場でもある。

朝食欠食とともに、孤食が子どもにとってなぜいけないのか
を保護者が理解することが重要で、そのための情報発信を専門
家がしなければならない。家庭が「食事を一緒にとる場」とし
ての役割を果たすことが大切である。生活や文化の基礎は家庭
にあることを保護者に理解させるような活動を展開させていく
必要がある。ものが豊かになったいまこそ心の豊かさやゆとり
が求められている。

(5) 肥満とやせ

生活リズムの崩壊や身体活動量の低下にともない、現代社会
ではおとなも子どもも肥満の出現頻度が高い。肥満は生活習慣
病の危険因子になることは成人で立証ずみであるが、子どもに
おいても同様であることが憂慮され、若年期からの対応が重要
であるとされている。一方で痩身傾向児も増える傾向が見受け
られ、二極化が進んでいる。

学童期の体格の判定は、性別・年齢別・身長別の標準体重に
対しての肥満度を算出し、肥満度が20％以上の場合を肥満傾向
児、20％以下を痩身傾向児として判定している。算出式を以下
に示す。

$$肥満度(％) = \frac{実測体重(kg) - 身長別標準体重(kg)}{身長別標準体重(kg)} \times 100$$

小児期の体格判定として、**カウプ指数**や**ローレル指数**がよく
知られているが、集団の判定に用いられることはあっても、個
人差がある個々の肥満判定に用いることには適さない。例えば、
小学校1年生のカウプ指数基準値は15～16であり、中学校1

カウプ指数
主に乳幼児期に用いら
れる体格指標。体重(g)／
身長(cm)^2 × 10 で算出
する。

ローレル指数
主に学童期に用いられ
る体格指標。体重(kg)／
身長(cm)^3 × 10^7 で算出
する。

図 3-18 肥満傾向児および痩身傾向児の出現率の年次推移

a. 肥満傾向児の出現率の推移

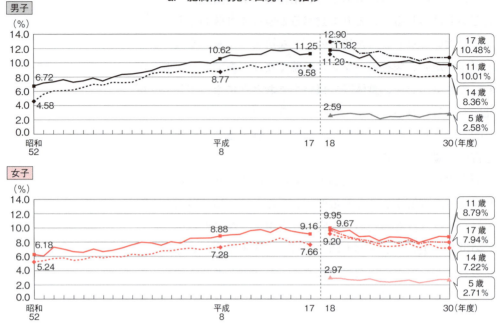

b. 痩身傾向児の出現率の推移

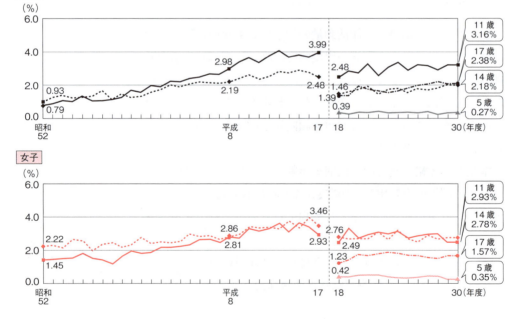

注：1. 平成18年度から肥満・痩身傾向児の算出方法を変更しているため、平成17年度までの数値と単純な比較はできない。
　　2. 5歳および17歳は、平成18年度から調査を実施している。

出典：文部科学省「平成30年度学校保健統計調査報告書」2019年。

年生で 18〜19 である。年齢によっても、体型（身長）によって
も、基準値の変動が大きいので使用には注意が必要である。標
準体重に対する肥満傾向児、痩身傾向児の出現状況の年次推移
を図 3-18 に示す。肥満傾向児の出現率は平成 18（2006）年度以
降減少傾向になっている。痩身傾向児については平成 18 年度
以降やや増加の傾向にある。

適度な運動、調和のとれた食事、十分な休養・睡眠という生
活習慣全体の指導が重要である。

(6) 小児期メタボリックシンドローム

成人において、肥満、特に内臓脂肪の蓄積が生活習慣病の進
行に大きな影響を与えていることが明らかになっている。**メ
タボリックシンドローム**とは、その蓄積した内臓脂肪細胞から分
泌された生理活性物質が、糖代謝異常、脂質代謝異常、高血圧
などを引き起こし、動脈硬化性の疾患を発症する病態をいう。
生活習慣の基礎づくりが子どものころから重要であることはい
うまでもなく、また、動脈硬化の初期病変が子どものころから
確認されていることから、小児期おけるメタボリックシンド
ロームの診断基準が厚生労働省研究班から発表されている（表
3-19）。

小児期においても、腹囲の増加を必須項目として、血清脂質
（中性脂肪および HDL コレステロール）、血圧、空腹時血糖の 3

成人のメタボリックシンドローム診断基準
・腹囲　男性≧85cm、女性≧90cm
腹囲に加え、以下の2項目以上該当する場合
・中性脂肪　≧150mg/dl かつ／または　HDLコレステロール ＜40mg/dl
・血圧　収縮期血圧 ≧130mmHg かつ／または　拡張期血圧 ≧85mmHg
・空腹時血糖 ≧110mg/dl

表 3-19　小児期メタボリックシンドロームの診断基準（6〜15歳）

(1)があり、(2)〜(4)のうち2項目を有する場合にメタボリック症候群と診断する。	
(1)腹囲	80cm 以上（注）
(2)血清脂質	
中性脂肪	120mg/dl 以上
かつ／または	
HDL コレステロール	40mg/dl 未満
(3)血圧	
収縮期血圧	125mmHg 以上
かつ／または	
拡張期血圧	70mmHg 以上
(4)空腹時血糖	100mg/dl 以上
(注) ・腹囲／身長が 0.5 以上であれば項目(1)に該当するとする。 ・小学生では腹囲 75cm 以上で項目(1)に該当するとする。	

出典：大関武彦ら「小児のメタボリックシンドローム診断基準の各項目についての検討」
『平成 18 年度総合研究報告書』厚生労働省、2007 年。

項目の基準値のうち、2項目以上が該当するとメタボリックシンドロームと診断される。小児期の肥満は成人期につながることが多いため、メタボリックシンドロームの診断基準を用いることによって、早期に対応し、食事と運動で適切に改善し、正しい生活習慣を身に付けることによって、生涯の健康管理に役立てることができる。

第6節 生涯発達と食生活

1 「栄養」という営みの重要性

ヒトは生涯を通じ「栄養」という営みにより生命を維持し、成長・発達し、子孫をのこし、次の世代へと命のバトンを渡していく。

近年、特に胎児期から乳幼児期の栄養の重要性が強調されるようになってきた。すなわち、胎児期から2歳までの期間を示す"The first 1,000 days"（最初の1,000日間）における栄養は、将来的な健康状態や能力形成に与える影響が最も大きいと考えられ、「生涯発達と食生活」を考えるうえでも十分な理解が必要である。国が推し進める食育の「実践の環」における「生涯にわたる食の営み」（図3-19）でも示されているように、胎児期さらには妊娠前の母親の健康・栄養状態に影響する食生活を意識し、より健全なものとすることが望まれる。そこで本節では、「子どもの発育・発達と食生活」を理解するために必要な「ライフサイクルチェーン」における栄養・食生活を中心に解説する。

2 ライフサイクルチェーンの栄養とDOHaD
――特に若い女性の食生活の現状と課題

図3-19に示される生涯にわたる食の営みの「環」において特に留意すべき点は、①「妊娠（胎児期）」を介した循環と、②高齢期から「次世代へ伝える」営みである。前者は、生物学的

図 3-19　食育の環

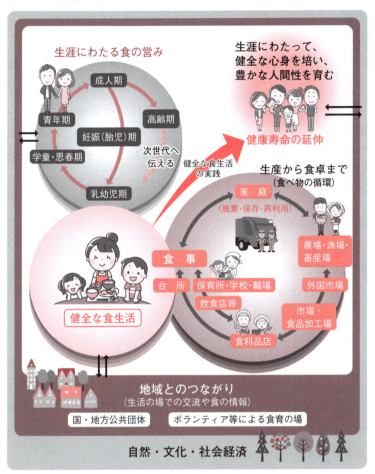

農林水産省「『第 3 次食育推進基本計画』啓発リーフレット」2017 年。

食育の環
　国の食育政策を普及啓発させるための資料として、2012 年に「食育ガイド」が発表され、そのなかに「食育の環」の考え方とイラストが盛り込まれた。現在のものは 2017 年に改定されたもので、生涯にわたる人々の営みと食べ物の循環、また地域・社会・自然などとの関わりがわかりやすく示されている。

な要素がより強く、後者は社会文化的要素がより強いと思われるが、これらの 2 つの要素が重なり合って、「次世代」の食生活と健康が形づくられる。前者を考える際には、特に「ライフサイクルチェーン」と呼ばれる循環が重要となる。その医学的な背景として、近年、出生前の子宮内での栄養環境がその後の慢性疾患のリスクに及ぼす影響が明らかとなってきた。例えば、母体が低栄養にさらされると、胎児が栄養不良のために子宮内発育が阻害され、出生時体重が低くなるばかりでなく、成人後に高血圧、心臓病、糖尿病などの疾病リスクが高まることが疫学研究で証明されている。このことは、英国のバーカー（D. Barker）教授により「成人病胎児期発症起源説」（FOAD: Fetal Origins of Adult Disease）として提唱され、その後、Developmental Origins of Health and Disease（DOHaD）として概念が拡張され

た。この説は、「次世代の健康は胎児期に大部分が決まるものであり、それは妊娠中の母親の栄養と妊娠前の女性の健康度により社会全体の健康度、すなわち社会の活動度、生産性、知的生産性、運動能力等が決まっていく」ことを意味している。この概念を、生活習慣病（世界的には、非感染性慢性疾患〔Non-communicable diseases: NCDs〕と称されている）の予防対策に応用すると、「環境への適応」がしやすいライフコースの初期（すなわち The first 1,000 days）に積極的な介入を行うことが重要となる（図3-20）。

　わが国においては、食料不足により妊娠中の女性が極度の低栄養となることは少ないだろう。しかし、若い女性のやせ、ダイエットによる栄養素等摂取の不足が指摘されて久しい。その背景要因として「適正体重」の正しい認識が重要であり、実際よりも「自分は太っている」というボディイメージをもち、不健康な減量行動につながることが問題と考えられている。その原因としてさまざまなメディアがモデル体型を賛美し、描出することや、周囲（友人、パートナーなど）からのプレッシャーなどが考えられる。諸外国では、不健康なモデル体型がファッション雑誌などに登場することを、業界等が自主的に規制する取り組みが行われている。残念ながら、わが国ではそのような問題意識は全般的に薄い。

図3-20　「最も重要な時期」での介入によるNCDリスクの低減効果

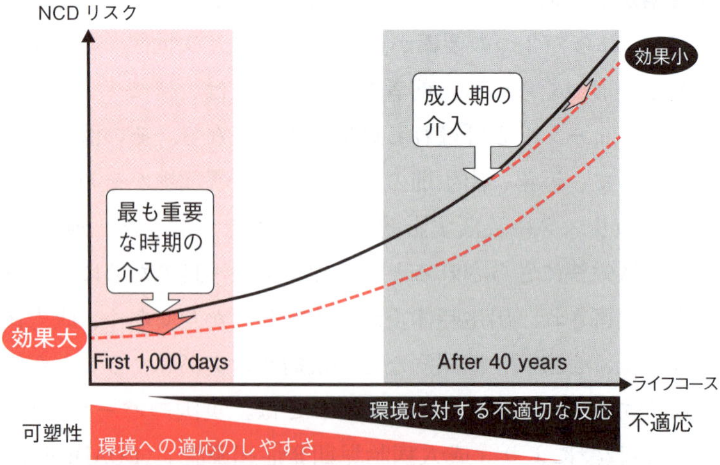

注：NCD：非感染性慢性疾患（Non-communicable disease）

出典：佐田文宏「DOHaD の視点に立った生涯にわたるヘルスケア」
『小児保健研究』日本小児保健協会、第73巻6号、2014年、773頁。

厚生労働省が 2000 年から進めてきた健康づくり施策である
「健康日本 21」では「適正体重を維持している人の増加」が目
標として掲げられ、小児や中年男女の肥満とともに、20 歳代の
女性のやせ（BMI ＜ 18.5kg/m²）の減少が数値目標となった。
2011 年に実施された最終評価では、「変わらない」と判定され、
2012 年度からの「健康日本 21（第 2 次）」でも引き続き目標項
目となった。

　このような悪影響を抑えるために、厚生労働省は「妊産婦の
ための食生活指針」を 2006 年に策定し、具体的な食事のとり
方を示す「妊産婦のための食事バランスガイド」や「妊娠期の
至適体重増加チャート」などが示された。妊娠期は、妊婦自身
や家族の食生活・生活習慣を見直すよい機会であり、妊娠前・
妊娠中・子育て期における一貫した「食育」や食生活支援が、
地域の母子保健やさまざまな教育機会、メディア等を通じて行
われることが望まれる。

3　生涯発達における食生活の変化
── 国民健康・栄養調査から

　厚生労働省が毎年実施する**国民健康・栄養調査**においては、
全国から無作為に選び出された地区の世帯に属する 1 歳以上の
対象者の食生活を詳細に調べている。性・年齢別に示されてい
る 2018 年の結果から代表的な栄養素や食品摂取量について、年
齢とともに食生活にどのような違いがみられるのかを概観す
る。

(1)　エネルギーおよび主栄養素の摂取量パターン

　エネルギー摂取量（図 3-21）については、成長期（男性〜19
歳、女性〜14 歳）に急速に増加し、20 歳代から 60 歳代ではほ
ぼ横ばい、70 歳以上では低下している。なお、女性では 15 〜
19 歳から 20 〜 29 歳で急に低下しており、先に述べた若い女性
におけるエネルギー摂取不足が懸念される。たんぱく質摂取量
についても、エネルギー摂取量とほぼ同様の変化パターンであ
るが、男女ともに 50 〜 70 歳代と比較して、20 〜 40 歳代におけ
る摂取量が相対的に低いことがわかる。

国民健康・栄養調査
　健康増進法に基づき厚
生労働省が毎年 11 月に
全国約 300 地区で行う、
栄養摂取状況や生活習慣
ならびに生活習慣病など
に関する調査である。各
世帯において、1 日に摂
取した食品の種類と量を
詳細に記録してもらい、
世帯を構成する 1 歳以上
の人たちの栄養素や食品
群別摂取量が求められ
る。近年は、都道府県別
のデータも示され、地域
格差についても注目され
ている。

図 3-21　性・年齢階級別エネルギーおよびたんぱく質摂取量（1人1日当たり平均値）

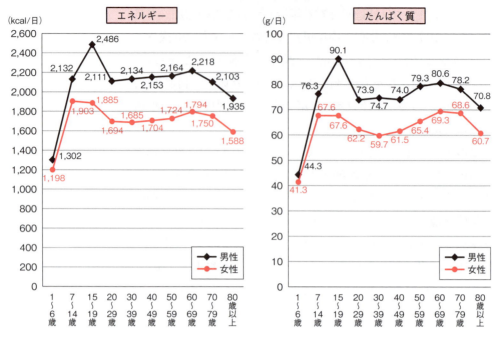

出典：厚生労働省「平成29年国民健康・栄養調査結果の概要」2018年、31〜32頁をもとに吉池作成。

図 3-22　性・年齢階級別脂質摂取量（1人1日当たり平均値）

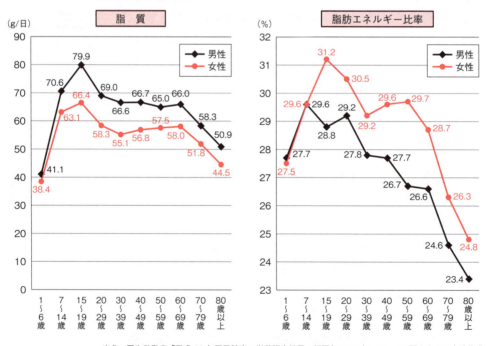

出典：厚生労働省「平成29年国民健康・栄養調査結果の概要」2018年、31〜32頁をもとに吉池作成。

脂質の摂取量（図3-22）については、年齢による変化パターンはエネルギーとほぼ同様であるが、その変化の幅は大きい。したがって、総エネルギーに占める脂質からのエネルギーの割合（脂肪エネルギー比率）は、男性7〜14歳、女性15〜19歳をピークとして、年齢とともに急速に低下している。

　なお、「**日本人の食事摂取基準**（2015年版）」においては、生活習慣病の予防（発症および重症化予防）のための基準（「目標量」）として、1歳以上で脂肪エネルギー比率の範囲が20〜30％とされている。この範囲を若干逸脱するのは、15〜29歳の女性であるが、これはむしろダイエット指向などにより総エネルギーが少ないことが背景にあると考えられている。炭水化物の摂取量（図3-23）については、男性では30歳代以降、女性では20歳代以降でほぼ一定である。一方、炭水化物エネルギー比率については、脂肪エネルギー比率と逆のパターンとなっており、高齢になるほどその数値は大きくなっている。

　以上のことから、エネルギー産生栄養素（たんぱく質、脂質、炭水化物）においては、小児期から成人期、高齢期の生涯の各ステージにおいて、特に炭水化物と脂質のバランスに大きな変化

> **日本人の食事摂取基準**
> 健康の保持・増進および生活習慣病の予防を目的として、健康な人たちが1日に摂取する栄養素量等を示したもので、厚生労働省が5年ごとに改定している。個人や集団の栄養評価や食事指導・勧告、給食提供量の設定、食品成分表示などに用いられている。現在のものは「2015年版」であるが、2020年度からは新たな基準が使用される予定である。栄養素の不足および過剰からの回避、生活習慣病の予防の観点から、各栄養素についての詳細な数値が示されている。

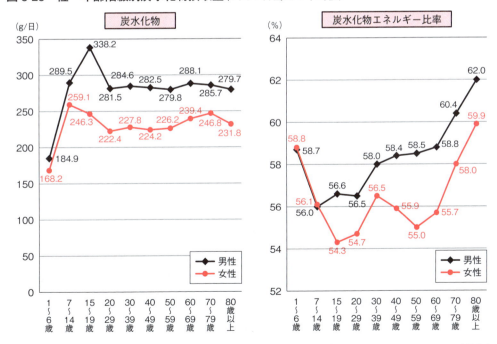

図3-23　性・年齢階級別炭水化物摂取量（1人1日当たり平均値）

出典：厚生労働省「平成29年国民健康・栄養調査結果の概要」2018年、31〜32頁をもとに吉池作成。

がみられる。

(2) 微量栄養素の摂取量パターン

　ビタミンとしては、ビタミンAとCの摂取量について性・年齢による違いを示した(図3-24)。ビタミンAの摂取量パターンは、主栄養素やエネルギーとは大きく異なり、むしろ60歳代以降で高まっていることが特徴的である。また、ビタミンCについては、男女ともに30歳代が最低でその後年齢とともに顕著に摂取量が高くなっている。「日本人の食事摂取基準(2015年版)」においては、ビタミンCの「推奨量」(ほとんどすべての人で不足とならない摂取量)は、15歳以上の男女で100mg／日となっており、若年成人においては摂取量が不足することが懸念される。

　ミネラルとしては、成長期の骨量形成に特に重要なミネラルとしてカルシウムを、高血圧等において重要なナトリウム(食塩相当量として)を図示した(図3-25)。カルシウムは、男女ともに7〜14歳での突出ぶりが目立つ。これは、後述する「乳類」の摂取量パターンに対応するものであり、学校給食での牛乳摂取の影響が大きいと考えられる。なお、どの年齢区分においても、「日本人の食事摂取基準(2015年版)」におけるカルシウムの推奨量(15歳以上で、650〜800mg／日)には、集団の平均値としては届いていない。

　また、食塩相当量(ナトリウム量から計算上求めた値)については、男女ともに15〜19歳でほぼ成人期の値となり、その後は年齢とともに緩やかに増加している。なお、12歳以上におけるナトリウム(食塩相当量)の「目標値」は男性8.0g未満、女性7.0g未満であり、近年日本人の食塩摂取量は減少傾向にあるものの、依然目標には届いていないことがわかる。

(3) 主な食品の摂取量パターン

　がんや循環器疾患などのリスクを低減させるためにも重要な野菜と果物の摂取量について、図3-26に示した。男女ともに7〜14歳での野菜摂取量がそのまま40歳代まで続き、50歳代からは増加傾向にある。「健康日本21」においては、成人の1

図 3-24　性・年齢階級別ビタミンＡ、Ｃ摂取量（１人１日当たり平均値）

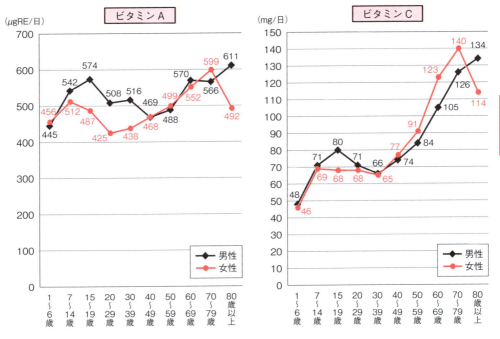

出典：厚生労働省「平成 29 年国民健康・栄養調査結果の概要」2018 年、31〜32 頁をもとに吉池作成。

図 3-25　性・年齢階級別カルシウム、ナトリウム摂取量（１人１日当たり平均値）

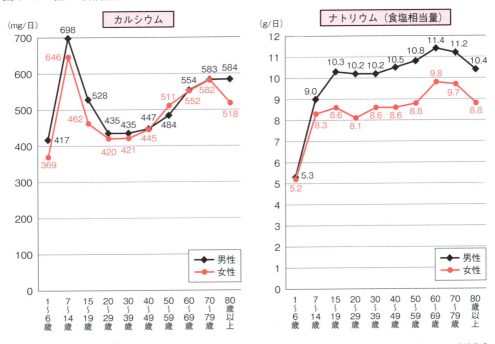

出典：厚生労働省「平成 29 年国民健康・栄養調査結果の概要」2018 年、31〜32 頁をもとに吉池作成。

図3-26 性・年齢階級別食品(野菜類、果実類)摂取量(1人1日当たり平均値)

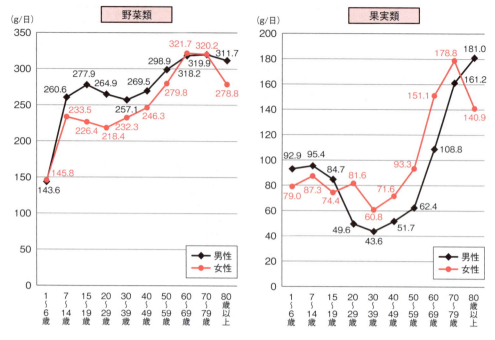

出典:厚生労働省「平成29年国民健康・栄養調査結果の概要」2018年、33頁をもとに吉池作成。

図3-27 性・年齢階級別食品(肉類、魚介類)摂取量(1人1日当たり平均値)

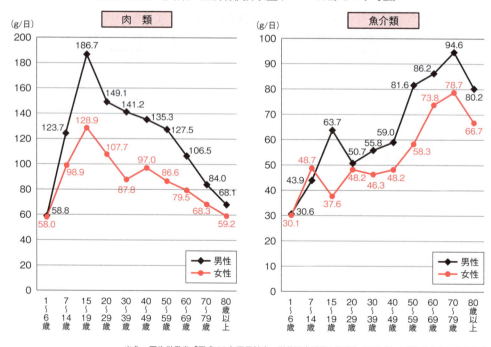

出典:厚生労働省「平成29年国民健康・栄養調査結果の概要」2018年、33頁をもとに吉池作成。

日当たりの野菜摂取量を350g以上とすることを目標としているが、特に若い世代での摂取量が少ないことがわかる。したがって、小児のうちから野菜をしっかりと摂取する食習慣の定着が重要であろう。また、果物については、いっそう特徴的である。小児期には1日100g弱は摂取していたものが、20～30歳代で大きく落ち込み、その後高齢期に向けて急速に増加している。

　脂肪摂取に大きな影響を及ぼす肉類と魚介類についても大きな特徴がある（図3-27）。肉類は男女ともに15～19歳で大きなピークを示し、その後年齢とともに減っている。それと対照的に、魚介類は若年者と比較して中高年者の摂取量が顕著に高い。このことは、脂肪の質すなわち、肉類に多く含まれる飽和脂肪酸と、魚介類に多く含まれる多価不飽和脂肪酸とのバランスが、若年者と高齢者で大きく異なっていることを示唆している。

　カルシウムの摂取源として重要な乳類と豆類（図3-28）については、カルシウム摂取量の顕著なピークである7～14歳において男女ともに300gを超えているが、成人期ではおおよそ100g前後となっている。このことは、学校給食での「牛乳1パック」の影響が大変大きいことを表している。一方、豆類（み

第3章　子どもの発育・発達と食生活

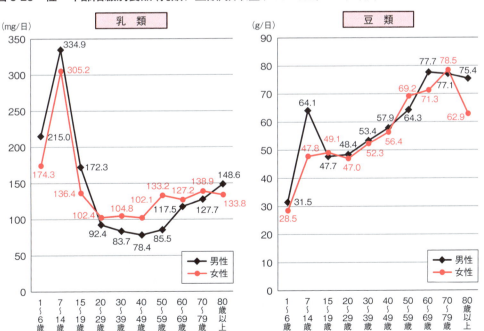

図3-28　性・年齢階級別食品（乳類、豆類）摂取量（1人1日当たり平均値）

出典：厚生労働省「平成29年国民健康・栄養調査結果の概要」2018年、33頁をもとに吉池作成。

そは含まず、豆腐は含む)については、高齢者ほど摂取量が多くなっている。

　以上、性・年齢による平均的な摂取量のパターンを示すことにより、各生涯発達の段階における食生活の特徴を概観した。これらをよりよく解釈するためには 3 つの要因を考える必要がある。

　ひとつは、「年齢」による違い(例：20 歳代と 60 歳代)である。しかし、ある一時点で異なる年齢(世代)の人々を調べた調査(横断研究という)なので、調査時点での 20 歳代の人たちが 60 歳代になったときの状況を表しているとはいえない。2 つ目は、「世代」による違いである。70 歳代より高齢の人たちでは、第二次世界大戦中あるいは戦後の食糧難を幼小児期に経験し、また次の世代の人たちは高度経済成長期の食生活がダイナミックに変化した時代に成長の過程にあった。このように世代(出生年)の違いによる影響も少なくない。3 つ目は「時代(時)」による変化である。同じ世代でも、時代時代の社会環境の変化により食生活も大きく影響を受けるだろう。

　このようなことに留意する必要はあるが、今回示した「現時点」での年齢区分での食生活(栄養素等摂取量、食品摂取量)の違いを知ることは、乳幼児への保育・教育において、彼らが青年・成人した後の食生活の姿をイメージしながら、より効果的な食育(例：野菜の摂取習慣をつける)を行ううえで有用である。また、子どもたちの親の世代の食生活の課題(例：野菜、果物、乳類の摂取が少ない)を知ることは、保育所などでの食育の効果を親世代にまで波及させることの意義を理解するうえで重要である。

4　生涯発達における栄養・食生活の課題

　本章のまとめとして、各ライフステージにおける栄養・食生活の課題について整理する(表3-20)。胎児期〜乳幼児期にかけては、生涯のスタートとして、生物学的にも、人としての発達や基本的な生活習慣や態度の形成という意味で最も重要な時期である。学童期から思春期にかけては、成人に向けての心身の発達という観点から健全な食生活のもつ意味は大きい。そして、

表 3-20　生涯発達（ライフステージ）における機能変化・健康課題と栄養・食生活

ライフステージ	機能変化	健康課題	栄養・食生活のポイント
胎児期	受精、細胞分化、臓器形成、子宮内発育	流産・死産、先天性奇形、子宮内発育不全	母親の栄養状態、妊娠中に必要な「付加量」の摂取
乳児期	身体発育、心身機能発達、摂食機能の発達、免疫能の獲得	急性感染症、体重増加不良、鉄欠乏性貧血	母乳・人工栄養、離乳食
幼児期	身体発育、心身機能発達、社会性の獲得	急性感染症、肥満、やせ、発達遅延	偏食、小食、問題となる食行動、味覚の形成
学童期 思春期	身体発育、人格の形成、第二次性徴、学習能力	肥満、やせ、摂食障害、不定愁訴、骨量形成不足	偏食、小食、自立した食品選択、食事の準備、ヘルスリテラシーの向上
成人期	身体機能の安定、社会性の高度化	生活習慣病リスク、肥満	不規則な食事、野菜・果物等の摂取不足
※母性（妊娠期）	妊孕（にんよう）力、胎盤機能	やせ、月経障害、胎盤機能不全	葉酸、鉄、カルシウムなどの摂取不足
中年期	身体機能の低下、エネルギー代謝の低下	生活習慣病リスク増大、発症と重症化	過栄養、ナトリウムの過剰摂取
高齢期 死	身体機能の低下、エネルギー代謝の低下、サルコペニア、認知機能の低下	生活習慣病の発症と重症化、骨粗鬆症、要介護状態、認知症、フレイルティ、エンドオブライフ	食欲・摂取量の低下、たんぱく質・エネルギー不足、QOL向上のための食事、他者との共食

作成：吉池

妊娠期（胎児）というサイクルへのつながりでは、母体の栄養状態がきわめて重要であることはすでに述べた。成人期においては、現在のわが国では、過栄養による肥満、メタボリックシンドローム、糖尿病、循環器疾患、一部のがんの発症に関して、食生活のもつ意味が大きくなる。そして、加齢とともに、身体機能が損なわれ、それとともに代謝機能や摂食機能も低下する。この時期では、過栄養よりもむしろエネルギーやたんぱく質を中心とする低栄養が問題となる。「フレイルティ・サイクル」（図3-29）は、低栄養が「サルコペニア」（加齢にともなう筋力の減少、または老化にともなう筋肉量の減少）を引き起こし、それにより活動量が減少し、ますます食欲や摂取量が低下するという悪循環に陥るというものである。

　このように、いわゆる飽食の時代にあって、過食や肥満が食生活上の問題として注目されることが多いが、生涯のスタート（胎児期）と終盤（高齢期）においては、低栄養にさらされることが大きなリスクとなっている。本節で概観したように、生涯発達の流れのなかで栄養や食生活の問題を理解したうえで、保育所などにおいて乳幼児期の食育や栄養への取り組みを行うことは必要である。

図 3-29 フレイルティ・サイクル

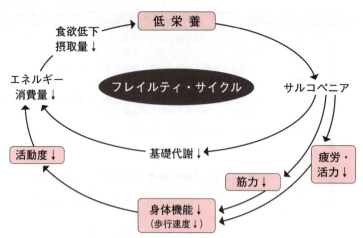

出典：厚生労働省「日本人の食事摂取基準(2015 年版)」2014 年、378 頁。

学習のふりかえり

1 母乳栄養の利点や留意点、授乳法について理解できたか。

2 離乳の必要性や離乳の進め方について理解できたか。

3 幼児期の咀嚼機能、食べ方の機能に合わせた食事の形態、配慮について理解できたか。

4 幼児期の間食（おやつ）の役割を知り、適量、組み合わせ、与え方を理解できたか。

5 学童期の健全な食習慣の確立には、学校生活、学校給食等を通じた食の体験が重要であることを理解できたか。

6 幼児期から高齢期までの生涯発達の流れのなかで、栄養・食生活の現状と課題を理解できたか。

参考文献：

1. 厚生労働省「平成27年度乳幼児栄養調査結果の概要」2016年。
2. 柳澤正義監、母子衛生研究会編『授乳・離乳の支援ガイド－実践の手引き』母子保健事業団、2008年。
3. 堤ちはる・土井正子編著『子育て・子育ちを支援する　子どもの食と栄養』萌文書林、2018年。
4. 日本小児栄養消化器肝臓学会編『小児臨床栄養学　改訂第2版』診断と治療社、2018年。
5. 吉田伊津美・砂上史子・松嵜洋子編著『乳幼児教育・保育シリーズ　保育内容健康』光生館、2018年。
6. 平岩幹男監、大矢幸弘・堤ちはる・渡部茂編『小児外来や乳幼児健診で使える食と栄養相談Q&A』診断と治療社、2018年。
7. 堤ちはる・藤澤由美子編『新基本保育シリーズ12　子どもの食と栄養』中央法規出版、2019年。
8. 我部山キヨ子・武谷雄二編、欅田尚樹ら『助産学講座3　基礎助産学3　母子の健康科学　第5版』医学書院、2016年。
9. 日本小児歯科学会「日本人小児における乳歯・永久歯の萌出時期に関する調査研究」『小児歯科学雑誌』日本小児歯科学会、26巻1号、1988年、1～18頁。
10. 乳幼児食生活研究会編『幼児の食生活―その基本と実際』日本小児医事

出版社、2010 年。

11. 巷野悟郎・向井美穂・今村榮一監『心・栄養・食べ方を育む乳幼児の食行動と食支援』医歯薬出版、2008 年。

12. 厚生労働省「日本人の食事摂取基準(2015 年版)」2014 年。

13. 無藤隆・汐見稔幸編『イラストで読む！ 幼稚園教育要領 保育所保育指針 幼保連携型認定こども園教育・保育要領はやわかり BOOK』学陽書房、2017 年。

14. 堤ちはる、土井正子編著『子育て・子育ちを支援する 子どもの食と栄養』萌文書林、2011 年。

15. 高石昌弘・樋口満・小島武次『からだの発達―身体発達学へのアプローチ―』大修館書店、1990 年。

16. 文部科学省「平成 30 年度学校保健統計調査報告書」2019 年。

17. 文部科学省「平成 30 年度学校給食実施状況等調査」2019 年。

18. 文部科学省「学校給食実施基準の一部改正について(通知)」2018 年。

19. 文部科学省「特別支援学校の幼稚部及び高等部における学校給食実施基準の一部改正について(通知)」2018 年。

20. スポーツ庁「平成 29 年度全国体力・運動能力、運動習慣等調査結果」2018 年。

21. 日本学校保健会「平成 28～29 年度児童生徒の健康状態サーベイランス事業報告書」2018 年。

22. 大関武彦ら「小児のメタボリックシンドローム診断基準の各項目についての検討」『平成 18 年度総合研究報告書』厚生労働省、2007 年。

23. 農林水産省「『第 3 次食育推進基本計画』啓発リーフレット」2017 年。

24. 福岡秀興「胎児期の低栄養と成人病(生活習慣病)の発症」『栄養学雑誌』日本栄養改善学会、第 68 巻 1 号、2010 年、3～7 頁。

25. 佐田文宏「DOHaD の視点に立った生涯にわたるヘルスケア」『小児保健研究』日本小児保健協会、第 73 巻 6 号、2014 年、769～775 頁。

26. 瀧本秀美「ライフサイクルチェーンにおける女性のやせの問題」『肥満研究』日本肥満学会、第 24 巻 1 号、2018 年、6～10 頁。

27. 永井成美「若い女性のやせの背景とその健康影響」『肥満研究』日本肥満学会、第 27 巻 1 号、2018 年、22～29 頁。

28. 厚生労働省「妊産婦のための食生活指針―『健やか親子 21』推進検討会報告書―」2006 年。

29. 厚生労働省「平成 29 年国民健康・栄養調査結果の概要」2018 年。

30. 石川みどり「ライフコースを見据えた栄養の課題と解決の為の戦略とその枠組み」『保健医療科学』国立保健医療科学院、第 66 巻 6 号、2017 年、612～619 頁。

第 **4** 章

食育の
基本と内容

学習のポイント

　食べることは、生きること。食べることは、生命の維持や心身の
健やかな育ちに欠かせないものであり、「健康、人間関係、環境、
言葉、表現」の5領域との関わりも深い。

　本章では、子どもたちに対する食育の重要性を理解するとともに、
保育所保育指針などにおける食育の基本的な考え方や、子どもの食
育の目標、食育のねらいおよび内容、PDCAサイクルについて理
解する。また、保育の一環として食育の取り組みを行うための環境
や地域の関係者や職員間の連携について理解を深め、子どもに対し
てだけでなく保護者への支援も含め、食育の展開ができるようにな
ることをめざす。

食育における養護と教育の一体性

1 食育の推進における保育所の位置づけ

　平成17(2005)年に制定された食育基本法では、その前文において食育が次のように位置づけられている。「食育を、生きる上での基本であって、知育、徳育及び体育の基礎となるべきものと位置付ける(中略)…食育はあらゆる世代の国民に必要なものであるが、子どもたちに対する食育は、心身の成長及び人格の形成に大きな影響を及ぼし、生涯にわたって健全な心と身体を培い豊かな人間性をはぐくんでいく基礎となるものである。(中略)…家庭、学校、保育所、地域等を中心に、国民運動として、食育推進に取り組んでいく(後略)」。食育基本法には図4-1に示したとおり7つの基本理念と7つの基本的施策があり、基本的施策として第20条に学校、保育所等における食育の推進が記されている。すなわち、保育所は食育推進の拠点のひとつとなることが求められている。

2 保育所保育指針における食育の位置づけ

　保育所に通う子どもにとって、保育所は1日の生活時間の大半を過ごすところであり、保育所における食事の意味は大きい。保育所における「食育」は、保育所保育指針(以下、保育指針)を基本とし、「食を営む力」の基礎を培うことを目標として以下のとおり実施される。

保育所保育指針第3章2
(1) 保育所の特性を生かした食育
ア　保育所における食育は、健康な生活の基本としての「食を営む力」の育成に向け、その基礎を培うことを目標とすること。

図 4-1 食育基本法の体系

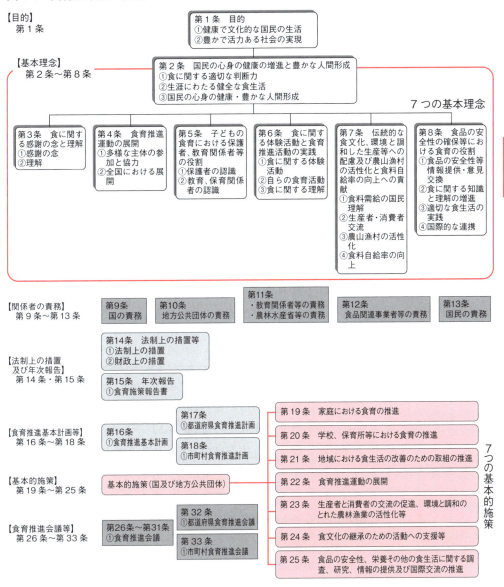

出典：総務省「食育基本法の体系、7つの基本的施策　7つの基本理念」2014年。

　イ　子どもが生活と遊びの中で、意欲をもって食に関わる体験を積み重ね、食べることを楽しみ、食事を楽しみ合う子どもに成長していくことを期待するものであること。
　ウ　乳幼児期にふさわしい食生活が展開され、適切な援助が行われるよう、食事の提供を含む食育計画を全体的な計画に基づいて作成し、その評価及び改善に努めること。栄養士が配置されている場合は、専門性を生

かした対応を図ること。

(2) 食育の環境の整備等

ア　子どもが自らの感覚や体験を通して、自然の恵みとしての食材や食の循環・環境への意識、調理する人への感謝の気持ちが育つように、子どもと調理員等との関わりや、調理室など食に関わる保育環境に配慮すること。

イ　保護者や地域の多様な関係者との連携及び協働の下で、食に関する取組が進められること。また、市町村の支援の下に、地域の関係機関等との日常的な連携を図り、必要な協力が得られるよう努めること。

ウ　体調不良、食物アレルギー、障害のある子どもなど、一人一人の子どもの心身の状態等に応じ、嘱託医、かかりつけ医等の指示や協力の下に適切に対応すること。栄養士が配置されている場合は、専門性を生かした対応を図ること。

また、保育指針には、各月齢別の保育の内容にも、食育に関する記述が盛り込まれている(表 4-1)。

食事は空腹を満たすだけでなく、人間的な信頼関係の基礎をつくる営みでもある。子どもは身近な大人からの援助を受けながら、ほかの子どもとの関わりをとおして、豊かな食の体験を積み重ねることができる。楽しく食べる体験をとおして、子どもの食への関心を育み、「食を営む力」の基礎を培う「食育」を実践していくことが重要である。

なお、平成 29(2017)年は保育指針のみならず幼稚園教育要領、幼保連携型認定こども園教育・保育要領(以下、教育・保育要領)の 3 法令が改定された。厚生労働省、文部科学省、内閣府とそれぞれ管轄している省庁が異なるが、子どもの発達(月齢、年齢)にあわせて保育するだけではなく、小学校入学以降を見据えた乳幼児期の発達の連続性に着目した改定となっている。食育については幼稚園教育要領や教育・保育要領においても「食べ物への興味や関心を持つ」「食材の大切さに気づき」などの文言が加えられ、保育指針における 3 歳以上児の内容の取り扱いと実質的に同じになった。

表 4-1　保育の内容（保育所保育指針）における月齢別の食育に関する記載事項

	乳児保育	1 歳以上 3 歳未満児の保育	3 歳以上児の保育
ねらい	③食事、睡眠等の生活のリズムの感覚が芽生える。	③健康、安全な生活に必要な習慣に気付き、自分でしてみようとする気持ちが育つ。	③健康、安全な生活に必要な習慣や態度を身に付け、見通しをもって行動する。
内容	③個人差に応じて授乳を行い、離乳を進めていく中で、様々な食品に少しずつ慣れ、食べることを楽しむ。	④様々な食品や調理形態に慣れ、ゆったりとした雰囲気の中で食事や間食を楽しむ。	⑤保育士等や友達と食べることを楽しみ、食べ物への興味や関心をもつ。
内容の取扱い	②健康な心と体を育てるためには望ましい食習慣の形成が重要であることを踏まえ、離乳食が完了期へと徐々に移行する中で、様々な食品に慣れるようにするとともに、和やかな雰囲気の中で食べる喜びや楽しさを味わい、進んで食べようとする気持ちが育つようにすること。なお、食物アレルギーのある子どもへの対応については、嘱託医等の指示や協力の下に適切に対応すること。	②健康な心と体を育てるためには望ましい食習慣の形成が重要であることを踏まえ、ゆったりとした雰囲気の中で食べる喜びや楽しさを味わい、進んで食べようとする気持ちが育つようにすること。なお、食物アレルギーのある子どもへの対応については、嘱託医等の指示や協力の下に適切に対応すること。	④健康な心と体を育てるためには食育を通じた望ましい食習慣の形成が大切であることを踏まえ、子どもの食生活の実情に配慮し、和やかな雰囲気の中で保育士等や他の子どもと食べる喜びや楽しさを味わったり、様々な食べ物への興味や関心をもったりするなどし、食の大切さに気付き、進んで食べようとする気持ちが育つようにすること。

出典：厚生労働省「保育所保育指針」（2017 年改定）第 2 章をもとに多田作成。

3　保育所における養護と食育

　保育所における保育は、「養護及び教育を一体的に行うことをその特性とし、その内容については厚生労働大臣が定める指針に従う」との規定が置かれている（「児童福祉施設の設備及び運営に関する基準」第 35 条）。保育所保育指針解説（以下、保育指針解説）では、養護を「子どもたちの生命を保持し、その情緒の安定を図るための保育士等による細やかな配慮の下での援助や関わりを総称するものである」と定義している。また教育については、子どもが健やかに成長し、その活動がより豊かに展開されるための発達の援助であり、「健康・人間関係・環境・言葉・表現」の 5 つの領域に関わる学びは、子どもの生活や遊びのなかで、互いに大きく重なり合い、相互に関連をもちながら育まれていくものであると述べている。そのうえで、「保育士等は、養護と教育が切り離せるものではないことを踏まえた上で、自らの保育をより的確に把握する視点をもつことが必要である。乳幼児期の発達の特性から、保育所保育がその教育的な機

表4-2　保育所における保育の目標と食育がめざす子ども像の関連性

保育の目標 （保育所保育指針）	食育が目指す子ども像 （保育所における食育に 関する指針）	関連性 （　）内は特に関連の深い 保育の目標
（ア）十分に養護の行き届いた環境の下に、くつろいだ雰囲気の中で子どもの様々な欲求を満たし、生命の保持及び情緒の安定を図ること。 （イ）健康、安全など生活に必要な基本的な習慣や態度を養い、心身の健康の基礎を培うこと。 （ウ）人との関わりのなかで、人に対する愛情と信頼感、そして人権を大切にする心を育てるとともに、自主、自立及び協調の態度を養い、道徳性の芽生えを培うこと。 （エ）生命、自然及び社会の事象についての興味や関心を育て、それらに対する豊かな心情や思考力の芽生えを培うこと。 （オ）生活の中で、言葉への興味や関心を育て、話したり、聞いたり、相手の話を理解しようとするなど、言葉の豊かさを養うこと。 （カ）様々な体験を通して、豊かな感性や表現力を育み、創造性の芽生えを培うこと。	①お腹がすくリズムのもてる子ども	（ア・イ） 1日の生活リズムの基本的な流れを確立し、子ども自身が空腹感や食欲を感じ、それを満たす心地よさのリズムを獲得させる。
	②食べたいもの、好きなものが増える子ども	（エ・カ） さまざまな体験を通して、いろいろな食べ物に親しみ、興味や関心を育てる。
	③一緒に食べたい人がいる子ども	（ウ） 人との関わりのなかで人に対する愛情や信頼感が育つことで、「人と一緒に食べたい」と思う子どもに育っていく。
	④食事づくり、準備にかかわる子ども	（ウ・カ） 食事をつくることと食事の場を準備することを結びつけることで、食べることは、生きる喜びにつながっていることを自覚させる。
	⑤食べ物を話題にする子ども	（エ・オ・カ） 食べ物を媒介として人と話すことができるような環境が多くあることが望ましい。

出典：厚生労働省「楽しく食べる子どもに〜保育所における食育に関する指針〜」2004 年をもとに多田作成。

能を発揮する上で、養護を欠かすことはできない。すなわち、養護は保育所保育の基盤であり、保育所保育全体にとって重要なものである」としている。

　養護と教育を一体的に展開するということは、保育士等が子どもをひとりの人間として尊重し、その命を守り、情緒の安定を図りつつ、乳幼児期にふさわしい経験が積み重ねられていくようていねいに援助することをさす。

　厚生労働省「楽しく食べる子どもに〜保育所における食育に関する指針〜」（以下、「保育所における食育に関する指針」では、保育指針で述べられている保育の目標をもとに、食育の観点から、具体的な子どもの姿として①お腹がすくリズムのもてる子ども、②食べたいもの、好きなものが増える子ども、③一緒に食べたい人がいる子ども、④食事づくり、準備にかかわる子ども、⑤食べ物を話題にする子どもの5点を示している（表4-2）。各項目の詳細は次節で述べるが、これらの食育における

5つの子ども像は個々にあるのではなく、それぞれが互いに影響し合いながら、統合されてひとりの子どもとして成長していくことを目標としている。

このように、食べるという行為を中心に展開される食育の実践は、生きるうえでの基本であって、保育所における「健康・人間関係・環境・言葉・表現」の5つの領域に関わる学びの基礎となるものである。また、養護における「生命の保持」「情緒の安定」は保育所保育の基盤であり、食育の取り組みにおいても養護と教育は切り離せないものである。したがって、保育士、調理員、栄養士、看護師などの全職員が食育に関して共通した認識のもと、研修などを通じ、専門性を高めつつ、相互連携を強化して食育を進めていくことが重要である。

第2節 食育の内容と計画および評価

1 食育の目標

保育所における食育は「食を営む力」の育成に向け、その基礎を培うために、毎日の生活と遊びのなかで、自らの意欲をもって食に関わる体験を積み重ね、食べることを楽しみ、おとなや仲間などと楽しみあう子どもに成長していくことを期待するものである。

(1) 5つの子ども像

「保育所における食育に関する指針」においては、次の5つのめざす子ども像を掲げている。これらの子ども像は独立して存在するのではなく、それぞれが相互につながりながら、ひとりの子どもとして成長していくことを目標としている。

❶お腹がすくリズムのもてる子ども
子ども自身が「お腹がすいた」という感覚がもてる生活を送

れることが必要である。子どもが十分に遊び、充実した生活が保障されているかどうかが重要である。保育所において、1日の生活リズムの基本的な流れを確立し、その流れを子ども自身が感じ、自らそれを推し進める実感を体験するなかで、空腹感や食欲を感じ、それを満たす心地よさのリズムを子どもたちに獲得させる。

❷食べたいもの、好きなものが増える子ども

子どもが意欲的に新しい食べ物に興味や関心をもち、食べてみようと試みることができる環境が重要である。さまざまな体験をとおして、いろいろな食べ物に親しみ、食べ物への興味や関心を育てることが必要である。子ども自身が、自分が成長しているという自覚と結び付けながら、必要な食べ物を食べるという行為を引き出していく。

❸一緒に食べたい人がいる子ども

子どもがひとりで食べるのではなく、一緒に食べたいと思う親しい人がいる子どもに育つような環境が必要である。子どもは人との関わりのなかで人に対する愛情や信頼感が育つことで、食べるときも「人と一緒に食べたい」と思う子どもに育っていく。食事の場面を皆で準備し、皆で一緒に食べ、食事を皆で楽しむという集いを形成させる。

❹食事づくり、準備に関わる子ども

子ども自身が食事をはじめ、食べる行為を本当に楽しく、待ち望むものであるような体験を積むことが必要である。子どもにとって、食に関する魅力的な活動をどのように環境として用意するのかが課題である。食べるという行為を実感するためには、自分自身が生き続けられるように、食事をつくることと食事の場を準備することと結び付けることで、食べることは、生きる喜びにつながっていることを自覚させる。

❺食べ物を話題にする子ども

食べ物を媒介として人と話すことができるような環境が多くあることが望ましい。食べるという行為は、食べ物を人間の中にとり入れて、生きる喜びを感じるものである。また、食べる

行為が食材の栽培などいのちを育む営みとつながっているという事実を子どもたちに体験させ、自分でつくったものを味わい、生きる喜びにつなげる。

これらの子ども像を参考に、それぞれの保育所において自分たちの保育所のめざす子ども像を掲げ、職員や保護者の共通の目標とし、楽しく食べる子どもの姿を基本として「食を営む力」につなげていくようにする。

2　食育の内容

食育は、保育指針、教育・保育要領、幼稚園教育要領に明記されている。これらの内容を理解し、計画的に食育に取り組むことが必要である。また、「保育所における食育に関する指針」においては、養護的側面、教育的側面を考慮し、「ねらい」と「内容」が示されている。

(1)　養護的側面（生命の保持・情緒の安定）

保育指針の養護的側面において、食育と関連する主な視点は次のとおりである。

「生命の保持」の観点では、「清潔で安全な環境を整え、適切な援助や応答的な関わりをとおして子どもの生理的欲求を満たしていく。また、家庭と協力しながら、子どもの発達過程等に応じた適切な生活のリズムがつくられていくようにする」「子どもの発達過程等に応じて、適度な運動と休息を取ることができるようにする。また、食事、排泄、衣類の着脱、身の回りを清潔にすることなどについて、子どもが意欲的に生活できるよう適切に援助する」とされている。

「情緒の安定」の観点では、「一人一人の子どもの生活のリズム、発達過程、保育時間などに応じて、活動内容のバランスや調和を図りながら、適切な食事や休息が取れるようにする」とされている。

(2)　教育的側面（健康・人間関係・環境・言葉・表現）

保育指針の教育的側面において、食育と関連する主な視点は

次のとおりである（3歳以上児の内容）。

　「健康」の領域においては、「保育士等や友達と食べることを楽しみ、食べ物への興味や関心をもつ」「健康な生活のリズムを身に付ける」「身の回りを清潔にし、衣服の着脱、食事、排泄などの生活に必要な活動を自分でする」「自分の健康に関心をもち、病気の予防などに必要な活動を進んで行う」という内容が含まれている。

　「人間関係」の領域においては、保育のなかで食事やおやつなどの場を考えると、「保育士等や友達と共に過ごすことの喜びを味わう」「自分でできることは自分でする」「友達と積極的に関わりながら喜びや悲しみを共感し合う」「高齢者をはじめ地域の人々などの自分の生活に関係の深いいろいろな人に親しみをもつ」という部分などが食育においても重要な視点である。

　「環境」の領域では、「自然に触れて生活し、その大きさ、美しさ、不思議さなどに気付く」「生活の中で、様々な物に触れ、その性質や仕組みに興味や関心をもつ」「自然などの身近な事象に関心をもち、取り入れて遊ぶ」「身近な動植物に親しみをもって接し、生命の尊さに気付き、いたわったり、大切にしたりする」「日常生活の中で、我が国や地域社会における様々な文化や伝統に親しむ」「身近な物を大切にする」といった部分で食育の取り組みとの関連がある。

　「言葉」の領域では、「したり、見たり、聞いたり、感じたり、考えたりなどしたことを自分なりに言葉で表現する」「いろいろな体験を通じてイメージや言葉を豊かにする」といった部分、「表現」の領域では、「生活の中で様々な音、形、色、手触り、動きなどに気付いたり、感じたりするなどして楽しむ」といった部分に食育の視点が含まれている。

(3)　食育の「ねらい」と「内容」

　「保育所における食育に関する指針」では、子どもの発達の観点から食育の5項目を設けている（表4-3）。さらに、年齢区分別に「ねらい」と「内容」および「配慮事項」が示されており、これらを参考として保育の内容に食育の視点を盛り込むようにするとよい（表4-4）。食育は、具体的な子どもの活動をとおして展開されるものであるので、それぞれの項目に相互に関連を

表4-3　食育の5項目

1)食と健康	健康な心と体を育て、自らが健康で安全な生活をつくり出す力を養う
2)食と人間関係	食を通じて、他の人々と親しみ支え合うために、自立心を育て、人と関わる力を養う
3)食と文化	食を通じて、人々が築き、継承してきた様々な文化を理解し、つくり出す力を養う
4)いのちの育ちと食	食を通じて、自らも含めたすべてのいのちを大切にする力を養う
5)料理と食	食を通じて、素材に目を向け、素材にかかわり、素材を調理することに関心を持つ力を養う

出典：厚生労働省「楽しく食べる子どもに～保育所における食育に関する指針～」2004年。

表4-4　食育のねらいおよび内容

〈6か月未満児〉

ねらい	内容	配慮事項
①お腹がすき、乳（母乳・ミルク）を飲みたい時、飲みたいだけゆったりと飲む。 ②安定した人間関係の中で、乳を吸い、心地よい生活を送る。	①よく遊び、よく眠る。 ②お腹がすいたら、泣く。 ③保育士にゆったり抱かれて、乳（母乳・ミルク）を飲む。 ④授乳してくれる人に関心を持つ。	①一人一人の子どもの安定した生活のリズムを大切にしながら、心と体の発達を促すよう配慮すること。 ②お腹がすき、泣くことが生きていくことの欲求の表出につながることを踏まえ、食欲を育むよう配慮すること。 ③一人一人の子どもの発育・発達状態を適切に把握し、家庭と連携をとりながら、個人差に配慮すること。 ④母乳育児を希望する保護者のために冷凍母乳による栄養法などの配慮を行う。冷凍母乳による授乳を行うときには、十分に清潔で衛生的に処置をすること。 ⑤食欲と人間関係が密接な関係にあることを踏まえ、愛情豊かな特定の大人との継続的で応答的な授乳中のかかわりが、子どもの人間への信頼、愛情の基盤となるように配慮すること。

〈6か月～1歳3か月未満児〉

ねらい	内容	配慮事項
①お腹がすき、乳を吸い、離乳食を喜んで食べ、心地よい生活を味わう。 ②いろいろな食べものを見る、触る、味わう経験を通して自分で進んで食べようとする。	①よく遊び、よく眠り、満足するまで乳を吸う。 ②お腹がすいたら、泣く、または、喃語によって、乳や食べものを催促する。 ③いろいろな食べものに関心を持ち、自分で進んで食べものを持って食べようとする。 ④ゆったりとした雰囲気の中で、食べさせてくれる人に関心を持つ。	①一人一人の子どもの安定した生活のリズムを大切にしながら、心と体の発達を促すよう配慮すること。 ②お腹がすき、乳や食べものを催促することが生きていくことの欲求の表出につながることを踏まえ、いろいろな食べものに接して楽しむ機会を持ち、食欲を育むよう配慮すること。 ③一人一人の子どもの発育・発達状態を適切に把握し、家庭と連携をとりながら、個人差に配慮すること。 ④子どもの咀嚼や嚥下機能の発達に応じて、食品の種類、量、大きさ、固さなどの調理形態に配慮すること。 ⑤食欲と人間関係が密接な関係にあることを踏まえ、愛情豊かな特定の大人との継続的で応答的な授乳及び食事でのかかわりが、子どもの人間への信頼、愛情の基盤となるように配慮すること。

第4章　食育の基本と内容

〈1歳3か月～2歳未満児〉

ねらい	内容	配慮事項
①お腹がすき、食事を喜んで食べ、心地よい生活を味わう。 ②いろいろな食べものを見る、触る、噛んで味わう経験を通して自分で進んで食べようとする。	①よく遊び、よく眠り、食事を楽しむ。 ②いろいろな食べものに関心を持ち、手づかみ、または、スプーン、フォークなどを使って自分から意欲的に食べようとする。 ③食事の前後や汚れたときは、顔や手を拭き、きれいになった快さを感じる。 ④楽しい雰囲気の中で、一緒に食べる人に関心を持つ。	①一人一人の子どもの安定した生活のリズムを大切にしながら、心と体の発達を促すよう配慮すること。 ②子どもが食べものに興味を持って自ら意欲的に食べようとする姿を受けとめ、自立心の芽生えを尊重すること。 ③食事のときには、一緒に噛むまねをして見せたりして、噛むことの大切さが身につくように配慮すること。また、少しずついろいろな食べ物に接することができるよう配慮すること。 ④子どもの咀嚼や嚥下機能の発達に応じて、食品の種類、量、大きさ、固さなどの調理形態に配慮すること。 ⑤清潔の習慣については、子どもの食べる意欲を損なわぬよう、一人一人の状態に応じてかかわること。 ⑥子どもが一緒に食べたい人を見つけ、選ぼうとする姿を受けとめ、人への関心の広がりに配慮すること。

〈2歳児〉

ねらい	内容	配慮事項
①いろいろな種類の食べものや料理を味わう。 ②食生活に必要な基本的な習慣や態度に関心を持つ。 ③保育士を仲立ちとして、友達とともに食事を進め、一緒に食べる楽しさを味わう。	①よく遊び、よく眠り、食事を楽しむ。 ②食べものに関心を持ち、自分で進んでスプーン、フォーク、箸などを使って食べようとする。 ③いろいろな食べものを進んで食べる。 ④保育士の手助けによって、うがい、手洗いなど、身の回りを清潔にし、食生活に必要な活動を自分でする。 ⑤身近な動植物をはじめ、自然事象をよく見たり、触れたりする。 ⑥保育士を仲立ちとして、友達とともに食事を進めることの喜びを味わう。 ⑦楽しい雰囲気の中で、一緒に食べる人、調理をする人に関心を持つ。	①一人一人の子どもの安定した生活のリズムを大切にしながら、心と体の発達を促すよう配慮すること。 ②食べものに興味を持ち、自主的に食べようとする姿を尊重すること。また、いろいろな食べものに接することができるよう配慮すること。 ③食事においては個人差に応じて、食品の種類、量、大きさ、固さなどの調理形態に配慮すること。 ④清潔の習慣については、一人一人の状態に応じてかかわること。 ⑤自然や身近な事物などへの触れ合いにおいては、安全や衛生面に留意する。また、保育士がまず親しみや愛情を持ってかかわるようにして、子どもが自らしてみようと思う気持ちを大切にすること。 ⑥子どもが一緒に食べたい人を見つけ、選ぼうとする姿を受けとめ、人への関心の広がりに配慮すること。また、子ども同士のいざこざも多くなるので、保育士はお互いの気持ちを受容し、他の子どもとのかかわり方を知らせていく。 ⑦友達や大人とテーブルを囲んで、食事をすすめる雰囲気づくりに配慮すること。また、楽しい食事のすすめ方を気づかせていく。

〈3歳以上児〉

ねらい	内容	配慮事項
「食と健康」 ①できるだけ多くの種類の食べものや料理を味わう。	①好きな食べものをおいしく食べる。 ②様々な食べものを進んで食べる。 ③慣れない食べものや嫌いな食べものにも挑戦する。 ④自分の健康に関心を持ち、必要な食品を進んでとろうとする。	①食事と心身の健康とが、相互に密接な関連があるものであることを踏まえ、子どもが保育士や他の子どもとの温かな触れ合いの中で楽しい食事をすることが、しなやかな心と体の発達を促すよう配慮すること。

ねらい	内容	配慮事項
②自分の体に必要な食品の種類や働きに気づき、栄養バランスを考慮した食事をとろうとする。 ③健康、安全など食生活に必要な基本的な習慣や態度を身につける。	⑤健康と食べものの関係について関心を持つ。 ⑥健康な生活リズムを身につける。 ⑦うがい、手洗いなど、身の回りを清潔にし、食生活に必要な活動を自分でする。 ⑧保育所生活における食事の仕方を知り、自分たちで場を整える。 ⑨食事の際には、安全に気をつけて行動する。	②食欲が調理法の工夫だけでなく、生活全体の充実によって増進されることを踏まえ、食事はもちろんのこと、子どもが遊びや睡眠、排泄などの諸活動をバランスよく展開し、食欲を育むよう配慮すること。 ③健康と食べものの関係について関心を促すに当たっては、子どもの興味・関心を踏まえ、全職員が連携のもと、子どもの発達に応じた内容に配慮すること。 ④食習慣の形成に当たっては、子どもの自立心を育て、子どもが他の子どもとかかわりながら、主体的な活動を展開する中で、食生活に必要な習慣を身につけるように配慮すること。
「食と人間関係」 ①自分で食事ができること、身近な人と一緒に食べる楽しさを味わう。 ②様々な人々との会食を通して、愛情や信頼感を持つ。 ③食事に必要な基本的な習慣や態度を身につける。	①身近な大人や友達とともに、食事をする喜びを味わう。 ②同じ料理を食べたり、分け合って食事することを喜ぶ。 ③食生活に必要なことを、友達とともに協力して進める。 ④食の場を共有する中で、友達との関わりを深め、思いやりを持つ。 ⑤調理をしている人に関心を持ち、感謝の気持ちを持つ。 ⑥地域のお年寄りや外国の人など様々な人々と食事を共にする中で、親しみを持つ。 ⑦楽しく食事をするために、必要なきまりに気づき、守ろうとする。	①大人との信頼関係に支えられて自分自身の生活を確立していくことが人とかかわる基盤となることを考慮し、子どもと共に食事をする機会を大切にする。また、子どもが他者と食事を共にする中で、多様な感情を体験し、試行錯誤しながら自分の力で行うことの充実感を味わうことができるよう、子どもの行動を見守りながら適切な援助を行うように配慮すること。 ②食に関する主体的な活動は、他の子どもとのかかわりの中で深まり、豊かになるものであることを踏まえ、食を通して、一人一人を生かした集団を形成しながら、人とかかわる力を育てていくように配慮する。また、子どもたちと話し合いながら、自分たちのきまりを考え、それを守ろうとすることが、楽しい食事につながっていくことを大切にすること。 ③思いやりの気持ちを培うに当たっては、子どもが他の子どもとのかかわりの中で他者の存在に気付き、相手を尊重する気持ちを持って行動できるようにする。特に、葛藤やつまずきの体験を重視し、それらを乗り越えることにより、次第に芽生える姿を大切にすること。 ④子どもの食生活と関係の深い人々と触れ合い、自分の感情や意志を表現しながら共に食を楽しみ、共感し合う体験を通して、高齢者をはじめ地域、外国の人々などと親しみを持ち、人とかかわることの楽しさや人の役に立つ喜びを味わうことができるようにする。また、生活を通して親の愛情に気づき、親を大切にしようとする気持ちが育つようにすること。
「食と文化」 ①いろいろな料理に出会い、発見を楽しんだり、考えたりし、様々な文化に気づく。	①食材にも旬があることを知り、季節感を感じる。 ②地域の産物を生かした料理を味わい、郷土への親しみを持つ。 ③様々な伝統的な日本特有の食事を体験する。 ④外国の人々など、自分と異なる食文化に興味や関心を持つ。	①子どもが、生活の中で様々な食文化とかかわり、次第に周囲の世界に好奇心を抱き、その文化に関心を持ち、自分なりに受け止めることができるようになる過程を大切にすること。 ②地域・郷土の食文化などに関しては、日常と非日常いわゆる「ケとハレ」のバランスを踏まえ、子ども自身が季節の恵み、旬を実感することを通して、文化の伝え手となれるよう配慮すること。

ねらい	内容	配慮事項
②地域で培われた食文化を体験し、郷土への関心を持つ。 ③食習慣、マナーを身につける。	⑤伝統的な食品加工に出会い、味わう。 ⑥食事にあった食具（スプーンや箸など）の使い方を身につける。 ⑦挨拶や姿勢など、気持ちよく食事をするためのマナーを身につける。	③様々な文化があることを踏まえ、子どもの人権に十分配慮するとともに、その文化の違いを認め、互いに尊重する心を育てるよう配慮する。また、必要に応じて一人一人に応じた食事内容を工夫するようにすること。 ④文化に見合った習慣やマナーの形成に当たっては、子どもの自立心を育て、子どもが積極的にその文化にかかわろうとする中で身につけるように配慮すること。
「いのちの育ちと食」 ①自然の恵みと働くことの大切さを知り、感謝の気持ちを持って食事を味わう。 ②栽培、飼育、食事などを通して、身近な存在に親しみを持ち、すべてのいのちを大切にする心を持つ。 ③身近な自然にかかわり、世話をしたりする中で、料理との関係を考え、食材に対する感覚を豊かにする。	①身近な動植物に関心を持つ。 ②動植物に触れ合うことで、いのちの美しさ、不思議さなどに気づく。 ③自分たちで野菜を育てる。 ④収穫の時期に気づく。 ⑤自分たちで育てた野菜を食べる。 ⑥小動物を飼い、世話をする。 ⑦卵や乳など、身近な動物からの恵みに、感謝の気持ちを持つ。 ⑧食べ物を皆で分け、食べる喜びを味わう。	①幼児期において自然のもつ意味は大きく、その美しさ、不思議さ、恵みなどに直接触れる体験を通して、いのちの大切さに気づくことを踏まえ、子どもが自然とのかかわりを深めることができるよう工夫すること。 ②身近な動植物に対する感動を伝え合い、共感し合うことなどを通して自らかかわろうとする意欲を育てるとともに、様々なかかわり方を通してそれらに対する親しみ、いのちを育む自然の摂理の偉大さに畏敬の念を持ち、いのちを大切にする気持ちなどが養われるようにすること。 ③飼育・栽培に関しては、日常生活の中で子ども自身が生活の一部として捉え、体験できるように環境を整えること。また、大人の仕事の意味が分かり、手伝いなどを通して、子どもが積極的に取り組めるように配慮すること。 ④身近な動植物、また飼育・栽培物の中から保健・安全面に留意しつつ、食材につながるものを選び、積極的に食する体験を通して、自然と食事、いのちと食事のつながりに気づくように配慮すること。 ⑤小動物の飼育に当たってはアレルギー症状などを悪化させないように十分な配慮をすること。
「料理と食」 ①身近な食材を使って、調理を楽しむ。 ②食事の準備から後片付けまでの食事づくりに自らかかわり、味や盛りつけなどを考えたり、それを生活に取り入れようとする。 ③食事にふさわしい環境を考えて、ゆとりある落ち着いた雰囲気で食事をする。	①身近な大人の調理を見る。 ②食事づくりの過程の中で、大人の援助を受けながら、自分でできることを増やす。 ③食べたいものを考える。 ④食材の色、形、香りなどに興味を持つ。 ⑤調理器具の使い方を学び、安全で衛生的な使用法を身につける。 ⑥身近な大人や友達と協力し合って、調理することを楽しむ。 ⑦おいしそうな盛り付けを考える。 ⑧食事が楽しくなるような雰囲気を考え、おいしく食べる。	①自ら調理し、食べる体験を通して、食欲や主体性が育まれることを踏まえ、子どもが食事づくりに取り組むことができるように工夫すること。 ②一人一人の子どもの興味や自発性を大切にし、自ら調理しようとする意欲を育てるとともに、様々な料理を通して素材に目を向け、素材への関心などが養われるようにすること。 ③安全・衛生面に配慮しながら、扱いやすい食材、調理器具などを日常的に用意し、子どもの興味・関心に応じて子どもが自分で調理することができるように配慮すること。そのため、保育所の全職員が連携し、栄養士や調理員が食事をつくる場面を見たり、手伝う機会を大切にすること。

出典：厚生労働省「楽しく食べる子どもに〜保育所における食育に関する指針〜」2004年。

もちながら総合的に展開していく必要がある。

3 計画の作成

(1) 食育を含めた保育の計画の作成

　保育の一環としての食育は、計画・実践・評価といった一連の流れを保育所の全職員で展開していくものである。したがって、保育所における全体的な計画のなかに食育の計画がしっかりと位置づけられるかたちで作成される必要がある。入所している子どもの保育と切り離されたところで食育が議論され実践されることのないように、「指導計画」の作成の際にも留意しなければならない。

　また、保育所における食育は、保育所での生活全体をとおし、乳幼児期すべてにわたって実践されるものであることから、食を通じた子どもの健全育成の観点から保育をとらえ直すということでもある。

　食育の視点を含めた全体的な計画は、施設長を中心に保育所の目標に即して作成され、入所している子どもたちの年少児から年長児までをとおした発達の特性をふまえ、入所から修了までの保育の過程全体における子どもの経験を見通して、一貫性・系統性をもって計画する。「指導計画」では、全体的な計画に基づき、子どもを担任する保育士を中心に、栄養士や調理員などと連携しながら、子どもの実態をふまえて、各年齢別またはクラス別に一人ひとりの子どもがそれぞれの発達特性に見合った生活を展開し、必要な経験を得ていくプロセスを具体的に考えていく。

　計画は子どもの経験・活動を予測して仮説的に作成するものであるので、実践と仮説的に作成した指導計画のあいだに相違が生じてくるが、これらの違いは子どもに対応してみえてくる事象であることから、次の計画の作成の際に見直しをしていくことでもある。さらに、計画は実践を拘束するものではなく、子どものその時々の興味・関心に柔軟に対応した実践を導き、その内容について次の計画の改善の視点としていくことが必要である。

なお、食育の計画は、子どもの食生活を適切に援助するために、①子どもの食生活や食に関する発達特性を見通した年、期、月など長期間の指導計画と、②それと関連しながらより具体的な子どもの生活に即した、週、日などの比較的短期間によって編成していくとよい。また、3歳未満児の指導計画に位置づけられる食育の計画については、特に子どもの生育歴、発育・発達および活動の状況に応じ、個別的な計画を作成していくとよい。

　また、「食育の計画」といった場合に、栽培や調理体験といったものが重視され、日々の食事の提供と食べる場における活動を見落としがちである。食事の提供は、子どもが食を営む力を培うための要素のひとつであり、一人ひとりの子どもの発育・発達に見合ったものであるかどうかを評価し、改善していくことが必要である。

(2)　食育の計画の作成

　食育の内容を保育の計画に盛り込むにあたっては、長期的な見通しをもって、子どもの生活にふさわしい具体的なねらいと内容を明確に設定し、適切な環境を構成することなどにより、活動が展開できるようにする必要がある。作成にあたっては柔軟で発展的なものとなるよう留意し、各年齢をとおして一貫性のあるものにする。また、保育所での食事の提供は食育の一部であることから、食事の提供を含む食育の計画とする必要がある。

◆食育の視点を含めた全体的な計画の作成のプロセス
　①子ども・地域・保育所の状況把握と課題整理
　②「食育における5つの子ども像」を参考に保育目標の設定
　③「ねらい」と「内容」の系統化
　④指導上の留意点の抽出
　⑤環境構成の重要事項の考案
　⑥全体的な計画の見直し
◆食育の視点を含めた指導計画の作成プロセス
　①子ども・クラスの実態把握
　②子どもの活動予測

③「ねらい」と「内容」の設定
④子どもの経験・活動展開の予測
⑤指導・援助の留意点の設定
⑥適切な環境構成の考案

　計画を作成する際には、具体的なねらいおよび内容は、乳幼児の食に関する発達の過程を見通し、生活の連続性、季節の変化などを考慮して、子どもの実態に応じて設定する。
　また、子どもの食と関連する各種の行事については、子どもが楽しく参加でき、食体験が豊かなものになるように、日常の保育との調和のとれた計画を作成して実施する。

(3)　食事の提供の計画

　食事の提供に関する計画は、各保育所の食育の目標が達成されるよう、子どもがおいしく、楽しい食事をするための計画である。一人ひとりの子どもの発育・発達状況、喫食状況、家庭での生活状況などを把握し、これらに基づいて栄養管理された食事を提供し、品質管理を行うように努めることが必要である。ここでいう品質管理とは、提供する食事の量と質について計画を立て、その計画どおりに調理および提供が行われたかの評価を行い、その評価に基づき、食事の品質を改善することである。

◆食事提供に関する計画の作成プロセス
　①食事提供のための実態把握
　②栄養給与量の目標の設定
　③献立の作成
　④調理上の留意点の設定
　⑤衛生・安全に関する留意点の設定
　⑥盛り付け、配膳の配慮点の設定
　⑦食事環境の配慮点の設定

　これらの計画の作成および評価・改善には、栄養に関する専門的知識を有する管理栄養士・栄養士の関与とともに、調理にあたる調理員、食事の援助や環境を整える保育士など、関係者の連携を図っていくことが重要である。

また、計画の作成にあたっては、子どもが食べることを楽しむことができるよう以下の点に留意する。

①入所前の生育歴や入所後の記録などから子どもの発育・発達状態、健康・栄養状態、生活状況などを把握し、それぞれに応じた必要な栄養量が確保できるように留意する。また、子どもの咀嚼（そしゃく）や嚥下（えんげ）機能等の発達に応じて食品の種類・量・大きさ・硬さ、食具等を配慮し、食に関わる体験が広がるように工夫する。

②授乳・離乳期においては、食べる意欲の基礎をつくることができるよう、家庭での生活を考慮し、一人ひとりの子どもの状況に応じて時間、調理方法、量などを決める。母乳育児を希望する保護者のために、衛生面に配慮し、冷凍母乳による栄養法などで対応する。

③安全で安心できる食事を提供するために、食材料の選定や保管時、調理後の温度管理の徹底など衛生面に配慮する。

④地域のさまざまな食文化等に関心をもつことができるよう、食事内容や行事等の内容にも配慮する。

⑤子どもの喫食状況の実態などを随時把握し、計画および実践過程を全職員で評価し、給食が子どもにとっておいしく魅力的なものであるよう食事の質の改善に努める。

⑥体調不良、食物アレルギー、障害のある子どもなど、一人ひとりの子どもの心身の状況等に応じ、嘱託医、かかりつけ医等の指示や協力のもとに適切に対応する。栄養士が配置されている場合は、専門性を生かした対応を図る。

4　計画の評価と改善

計画に基づいて行われた実践の過程が適切に進められているかどうかを把握し、その経過や結果を記録し、子どもの実態や子どもを取り巻く状況の変化などに即して評価し、次の実践に向けて改善に努めることが重要である。すなわち、計画（Plan）―実施（Do）―評価（Check）―改善（Action）といった PDCA サイクル（54 頁、図 2-5 参照）のプロセスを循環させ、保育の質を高めていくことでもある。

特に、身近で具体性の高い指導計画は、実践にあたった全職員による見直しが不可欠である。見直しにあたっては、全職員

が協力・分担し、実践経過を保育士などの援助と子どもの育ちの両面から記録しておくことが必要である。その記録をもとに、実践を振り返り、評価し、次の計画への修正、実践の充実を図る。

　評価の内容については、目標に応じて具体的に評価の視点や項目を、事前に計画段階で定めておくとよい。子どもの身長・体重、栄養素等摂取量など量的評価のみでなく、数値では表しにくい子どもの心情や意欲、一人ひとりの育ちについての質的評価を行うことも重要である。また、子どもだけではなく、実践を展開した保育士自身の評価を行うことで、保育士自身の自己学習・自己研さんにつなげていくことが重要である。

第3節　食育のための環境

1　食育のための環境

　保育の一環として食育の取り組みを行い、計画を実施する際に、子どもが主体的に活動を展開していくことができるように、具体的に職員がどのような役割分担と体制で取り組むのかといった人的な観点、子どもたちの動きを見据えたゆとりのある時間設定、必要な物品やその個数といった物的な観点、施設における子どもたちの動線と安全確認などの施設設備における留意事項の観点などについて、計画的に構成していくことが必要である。

　さらに、乳児期にはできるだけ静かに授乳できる空間と時間に配慮すること、幼児期には日々の食事や自然の恵みとしての栽培や調理をとおして、人への感謝の気持ちや命を大切にする気持ちを育むこと、また、食と命の関わりなどを実感したり、体験したりできる環境を構成する。

　そのほか「楽しく食べる子どもに〜保育所における食育に関する指針〜」の「食育のねらいおよび内容」(表4-4)なども参考として、食育の取り組みの環境を整える。

2　食事提供に関わる環境

　食育の一部として毎日の食事の提供があるが、子どもたちがおいしく、楽しく食事をするためには、単に調理された食事を提供するだけでなく、食事をする環境を整えていくことが大切である。

　特に、食事の提供の観点から留意すべき事項として、時間、物理的、人的な環境に配慮する必要がある。具体的には、①情緒の安定のためにもゆとりある食事の時間を確保すること、②食事する部屋があたたかな親しみとくつろぎの場となるように、採光の調整やテーブル、いすを配置すること、③テーブルやいすの高さ、食器・食具などが発達段階に応じた安全なものであること、④保育士などの職員や友だちなど一緒に食べる人の構成や、栄養士・調理員など食事の提供者との関わり、⑤調理室から配膳、食卓までの安全な動線の確保などに配慮することがあげられる。

　また、日々の食事の提供のなかで、子どもが食材を見たり、ふれたりすることができるような場づくりも必要である。そして、食事をつくってくれる人への感謝の気持ちが育つように、子どもと栄養士・調理員との関わりや調理室などの環境にも配慮する。

第4節　地域の関係機関や職員間の連携

1　地域の関係機関との連携

(1)　地域と連携した食育の取り組み

　子どもの食育の取り組みは、保育所とともに家庭や地域の多くの関係機関や組織、職種が連携して行うことにより、地域の実情に応じた充実したものとなってくる。地域では、子ども自

身、家庭、保育所以外にも児童館、小学校、中学校、保健所・保健センター、医療機関等さまざまな施設・機関が食育に関する取り組みを行っている。また、飲食店、食品販売店、スーパーマーケット、コンビニエンスストアなどの食料の流通に関する企業、農業漁業関係者・関係団体、NPO やボランティア組織などによる食育の取り組みも行われている。

　保育所が食育の取り組みを行う際には、地域における関係機関・関係者の実態を把握し、それらをふまえて保育所における食育の目標に応じて関係機関と連携を図りながら、食育の計画を作成し実践することが必要である。子どもが食に関する豊かな体験ができるように、日ごろから地域の関係機関、農家、商店、食事に関する産業、栄養・食生活に関する人材など幅広い関係者と積極的に連携をもつことが重要である。

(2)　専門機関との連携

　子どもの発育・発達過程に応じた食事の提供が重要であるが、これらを安全・安心に行うためには日ごろから専門機関との連携を図っておく必要がある。

❶保健医療機関との連携

　保健センター、保健所、病院、診療所、歯科医院等の機関からは、栄養管理に関する事項、食物アレルギーや摂食・嚥下機能に関する対応など、日々の保育の場において必要となる情報や技術について提供を受けることができる。保育所の嘱託医や歯科医と密接に連携し、保育所での事故発生時における具体的な対応や助言を得るとともに、日ごろから情報交換を行うことが必要である。

❷母子保健事業との連携

　市区町村の母子保健事業では、乳幼児健診により子どもの発育・発達を把握するとともに、保健指導や食事に関する相談・支援を行っている。これらの健診や食生活の指導と保育所における取り組みを関連させ、子どもの健康状態や栄養状態を的確に把握し、相談・支援を行っていく必要がある。

❸障害のある子どもに関する連携

　医療機関や療育機関と連携し、療育に関わる専門的な対応や知識・技術を学ぶとともに、保育所での日々のようすを伝えるなど情報交換を行い、障害のある子どもの状況の理解を深め、適切な保育を提供することが重要である。特に食事の観点からは、子どもの障害の特性に応じて食事の形態や食具、食事をする環境などの配慮を要することがあり、これらの関係機関との連携は不可欠である。

❹事故・災害等の発生時における連携

　保育所内外の事故発生、災害発生などに備え、日ごろから保護者、地域の医療機関・保健センター・保健所等との連携体制を整えておく。特に保育所における食事の提供の観点から、食中毒発生時の対応、災害発生時の食事の提供など具体的な事故・災害を想定して体制を整えておく必要がある。

2　職員間の連携と職員の資質向上

(1)　職員間の連携の必要性

　子どもの食育は、発達過程に応じた日々の食事をはじめ栽培や行事などが保育の一環として行われ、養護に関わる事項としての「生命の保持」「情緒の安定」、教育に関わる事項としての「健康」「人間関係」「環境」「言葉」「表現」のすべてに関わる取り組みである。そのため、保育の一環である食育を進めるためには、保育の計画（「全体的な計画」および「指導計画」）を作成、実施、評価を行う際に、保育士、栄養士、調理員、看護師等の職員が共通の目標をもち、理解を深め、それぞれの専門性を生かして取り組むことが重要である。

(2)　保育所内での体制づくり

　保育所内では、施設長が職員の連携・協力体制を整える必要がある。定期的に職員会議、給食会議などにおいて、保育士、栄養士、調理員等の職員が一緒に保育の計画や食育の計画の作

成について議論を行い、子どもにとっての保育の質を高めるために、それぞれの職員が専門性を生かした取り組みが行われることが重要である。

　特に、栄養士が配置されている場合には、子どもの発育・発達状態、健康・栄養状態、食生活の状況をみながら、その専門性を生かして、献立の作成、食材の選定、調理方法、摂取の方法等の指導にあたることが望まれている。保育士は日々の保育のなかで子どもの発育・発達状況を把握するとともに、日々の食事に関しては、栄養士にも子どもの食事の状況の場を観察してもらうなどして、一人ひとりの咀嚼・嚥下機能や食具の使い方など発育・発達の過程に応じた食事の提供ができるように体制を整える必要がある。

　また、食物アレルギーや特別な配慮が必要な子どもがいる場合には、誤食、配膳ミス等の事故防止のために、あらかじめ調理室と保育室の職員間で配膳や確認の体制を徹底することが重要である。また除去食品の誤食などの事故が発生した場合（発生しそうになった場合）には必ず記録に残し、その後の改善策を検討し、保育に反映させていく。

(3)　職員の資質向上

　一人ひとりの子どもに応じた食事の提供を含む食育の取り組みの質を高めていくためには、定期的・継続的に取り組みについて検討を行い、課題を把握し、改善のために具体的な行動ができるような体制を構築することが必要である。そして職員がそれぞれの専門性を発揮した保育を行うためには、その専門的力量の維持・向上が不可欠である。特に、食育に関する取り組みは、保育士のみでなく、栄養士や調理員、看護師などの職員が連携して行うことが特徴的であることから、職員一人ひとりの意識を向上させ、保育所内外の研修を体系的・計画的に行っていくようにしたい。

　また、個々の子どもの食事の状況について事例をまとめることや、保育所の食育の実践事例をまとめるといった実践的な調査研究を行うことも重要である。さらにこれらの事例を保育所内外において多職種で意見交換を行うことで、それぞれの職種からの見方やそれぞれの保育所における取り組みの視点・課題

などを知ることができる。このようにさまざまな研修や調査研究の機会をとおして職員の質を高め、食育の取り組みの改善・向上に努める必要がある。

第5節 食生活指導および食を通じた保護者への支援

1 食生活の指導

(1) 食生活の指導の視点

　乳幼児期は、心身の発育・発達が著しく、豊かな人間性の基礎を培う時期である。個人差が大きいこの時期の子どもたちの一人ひとりの健やかな育ちを支援するためには、食生活に関する適切な支援が必要である。子ども自身あるいは保護者に対し、保育のなかで、また個別の支援として食生活の指導を行うことが必要な場合がある。

　乳児期から幼児期にかけては、さまざまな食べ物を味わうことにより味覚や咀嚼機能が発達する。この発達過程において、よく噛むこと、スプーンやフォーク、箸といった食具の使い方、食事中のマナー、好き嫌い（偏食）など子どもの成長に応じて支援する。さらに家庭において果汁などの甘味飲料やスポーツドリンクなどのイオン飲料についても日常的に飲用している場合があり、摂取過剰にならないような配慮も必要である。

　また、幼児期は、睡眠、食事、遊びといった活動を通じ、食事のリズムの基礎をつくる重要な時期である。朝食を食べないで登所する子どもがいる場合もあり、生活リズム全体を見直し、家庭との連携も図りながら支援していく。

　肥満や食物アレルギー、障害のある子どもなど疾病を有する子どもについては、必要に応じ医療機関とも連携した支援を行う。

(2)　食生活の指導の留意点

　食生活の指導は、計画的に実施する必要があり、課題解決にむけ実態の把握、計画の作成、指導・支援の実施・記録・評価を行う。特に計画の作成にあたっては、解決すべき課題に加え、子どもの健康状態、栄養状態、食事の摂取状況、咀嚼機能、心身の発達状況、家族構成などを把握する。そのうえで課題解決の方策として、保育のなかでの取り組み、家庭・保護者への支援など具体的な計画を作成する。実施にあたっては、保護者への指導・支援の内容、子どもの状況、保護者の状況などを記録し、一定期間後に評価を行う。課題の改善や解決がみられない場合には、計画の修正を行う。

　なお、保護者に対し指導・支援を行う場合には、保護者自身が食生活や健康に対して関心がない場合や、経済的な問題が存在する場合もあることから、保護者の状況をふまえ、一方的な押し付けにならないように留意し、話し合いをしながら計画を立てていくようにする。

　子どもに対し直接指導・支援を行う場合には、保育のなかで食べ物に興味をもつ取り組みを取り入れるなど、子ども自身が興味をもって意欲的に関わることができるように環境を整えていく。

　食生活の相談・指導を行う際には、子どもの育ちを日々観察しつつ、保育士と食生活について専門的な視点をもつ栄養士が連携して行うことが必要である。

2　食を通じた保護者への支援

(1)　食を通じた保護者への支援の必要性

　保育所、幼保連携型認定こども園は、子育て支援活動にふさわしい条件を多く備えており、家庭や地域のさまざまな社会資源との連携を図りながら、入所した子どもの保護者に対する支援や地域の子育て家庭に対する支援を効果的に進めることができる。食を通じた保護者への支援についても、保育士や栄養士、調理員といった専門性を有する職員が配置されているという特

長を生かした取り組みを行うことが求められる。

　具体的に保護者が困っていることとして、乳児期の授乳については、「母乳がたりているかどうかわからない」「母乳が不足気味」「授乳が負担・大変」といったことが多くあげられる。また、離乳食について困ったこととしては、「つくるのが負担・大変」「もぐもぐ、かみかみが少ない（丸のみしている）」「食べる量が少ない」といったことが多くあげられ、多くの保護者が離乳食について何らかの困りごとを抱えている。子どもの食事では、2〜3歳未満児では「遊び食べをする」、3歳以上児では「食べるのに時間がかかる」という困りごとが多くあげられる（厚生労働省「平成27年度乳幼児栄養調査結果の概要」、104頁、図3-11参照）。

　離乳期から、親子で健康的な食習慣を確立できるような支援を行うとともに、乳幼児期が健康的な食習慣の基礎を育む時期であることから、「好きなもの、食べたいものを増やす」という発想で、家庭への支援を行っていく必要がある。

　またこれらの支援は、それぞれの保護者や子どもの状況をふまえて、保護者と子どもとの安定した関係や保護者の養育力の向上に寄与するために行われるものであることを常に留意する。そのためには、子どもと保護者との関係、保護者同士の関係、地域と子どもや保護者との関係を把握し、それらの関係性を高めることも保護者の子育てや子どもの成長を支える大きな力になることを念頭に置いてはたらきかけることが大切である。

(2)　入所した子どもの保護者への支援

　食事は日々繰り返され、子どもの食習慣の形成のみならず子どもの発育・発達そのものに関わるものであることから、食事や食に関する取り組みについては家庭と連携・協力して進めていくことが重要である。保育所での子どもの食事のようすや、保育所が食育についてどのように取り組んでいるかを伝えることは、家庭での食育の関心を高めていくことにつながる。さらに、おたよりや連絡帳のなかでも、単に知識や情報の提供だけでなく、保育所で食べることができた料理（食品）や、食具の使い方の発達状況、食事中の会話、友だちや保育者との関わりな

ど、子どもの発達プロセスを伝えることで、保護者の関心を引き出していくことも大切である。さらに、お迎え時などに気軽に相談ができる雰囲気づくりや信頼関係を構築し、家庭からの食生活に関する相談があった場合には、保育所での子どもの状況をふまえ、個別に助言や支援を行うことも必要である。

また懇談会などを通じて保護者同士の交流を図ることにより、家庭での食育の実践がより広がることも期待できる。

◆具体的な取り組み例
　①毎日の送迎時での助言
　②日々の連絡帳
　③日々の給食の提示、献立の配布、レシピ（つくり方）の配布
　④食育に関する取り組みの掲示（保育所での取り組みや家庭での取り組みの紹介など）
　⑤家庭への通信、おたより
　⑥保育参観（給食やおやつの場を含めて）
　⑦試食会
　⑧保護者の参加による調理実践
　⑨行事への保護者参加

(3)　地域の子育て家庭に対する支援

　子どもの食生活に関して、これまでに示したとおり、さまざまな悩みや不安を保護者が抱えている現状にある。また、テレビ、インターネット、雑誌などさまざまな情報があるため、どの情報を信頼してよいかわからないといったこともあり、かえって不安が大きくなる場合もある。核家族化が進み、身近に相談相手がいない保護者にとっては、適切な相談・支援が得られる場所が必要である。

　保育所は、保育の専門的な機能を地域の子育て支援において積極的に展開することが求められており、子どもの食生活についても、調理室など施設の機能や、栄養士、調理員、保育士ら専門職の配置といった保育所の特徴をふまえて支援を行うことが重要である。保育所がどのように子育て支援拠点としての機能を果たしていくかは、地域の実情や保育所の体制によって異なる。そのため、地域に住む子どもと保護者の食生活や生活の

状況、地域の関係機関、専門機関の状況を把握し、地域の状況に応じた子育て支援機能を発揮することが保育所には求められている。

　相談・助言の内容については、記録を行い保育所の職員間で事例の検討を行うなど、保育所内での体制づくりも必要である。さらに、継続的な支援が必要な保護者については、保健所・保健センター・医療機関などを紹介することも必要である。その際には、相談者の了解を得るなど相談者の意向の尊重にも留意する。

学習のふりかえり

1 食事のねらいや保育指針における位置づけを理解できたか。

2 食事の目標や具体的内容を理解できたか。

3 保育の一環として食育の取り組みを行う必要性と、どのような点に留意して環境を整えることが大切かがわかったか。

4 保育所とともに家庭や地域の多くの関係機関や組織、職種との連携した取り組みを行うためのポイントを理解できたか。

5 子どもの食生活の課題の解決のために必要なことは何かを理解できたか。

参考文献：
1. 厚生労働省「楽しく食べる子どもに〜保育所における食育に関する指針〜」2004 年。
2. 濱名清美『食育と保育をつなぐ─こどもをまん中においた現場での実践』建帛社、2018 年。
3. 保育所における食育研究会編『乳幼児の食育実践へのアプローチ─子どもがかがやく』日本児童福祉協会、2004 年。
4. 保育所における食育研究会編『保育所における食育の計画づくりガイド』日本児童福祉協会、2008 年。

第 5 章

家庭や児童福祉施設における食事と栄養

学習のポイント

　家庭や児童福祉施設における食事と栄養は、子どもの発育・発達、食を営む力の育成のうえで重要である。しかし、子どもたちをとりまく社会環境の変化により、食生活が変わってきている。本章では、その現状をふまえて、家庭や児童福祉施設における食支援の学びを深めていく。

　家庭における食事と栄養として、家庭の食生活の現状と課題を理解し、各家庭の食生活をより健全なものにするための食支援の方策を学ぶ。また、児童福祉施設における食事と栄養では、各施設の食事の特徴や役割を理解する。そして、家庭の食事の現状をふまえて、子どもたちが自立した食生活を営む力を習得するために、各種施設に求められているものや、どのような食支援ができるかを学ぶ。

第1節

家庭における食事と栄養

子どもは、食事を家庭でとることが最も多い。保育所や学校に通っている場合でも、平日の昼食（および間食）は給食であるが、朝・夕の食事は、家庭でとり、休日も家庭でとる。そのため、子どもたちの食生活において、家庭での食事が重要である。しかし、現在の家庭の食事は、ライフスタイルの変化により、多様化し、おろそかになっているケースも多くみられる。

「平成27年度**乳幼児栄養調査**」では、乳幼児をもつ保護者の約8割は、子どもの食生活に困りごとを抱えていることが明らかになっている。世の中が便利になった一方で、食の情報があふれすぎていることも、保護者を迷わせる原因である。保育士は、栄養士などと連携をとりながら、子どもだけでなく保護者に対しても、正しい食の情報を伝えていく必要がある。さらには、家庭での食生活はさまざまであるため、各家庭の食生活をしっかりと把握し、保護者と子どもに寄り添いながら、一人ひとりにあった食支援をしていくことが求められている。

> **乳幼児栄養調査**
> 厚生労働省が、全国の乳幼児および乳幼児のいる世帯を対象として、10年ごとに実施している調査である。調査内容は、授乳、離乳食・幼児食の現状、子どもの生活習慣、健康状態などである。

1　家庭における食生活の現状と課題

(1)　生活リズム

近年では、保護者の働き方が多様化してきていることもあり、生活リズムが夜型のおとなが増え、その影響を子どもが受けている。午後10時以降に寝ている子どもの割合は、平日で約20％、休日で約30％おり（図5-1）、休日のほうが寝る時間が遅くなっている。これは保護者も同様である。さらに、保護者の就寝時刻別に午後10時以降に就寝する子どもの割合を調べたところ、保護者の就寝時刻が遅くなるにしたがって、午後10時以降に就寝する子どもの割合が増えており（23頁、図1-9参照）、就寝時刻も保護者の影響を大きく受けていることがわか

図 5-1　子どもと保護者の起床時刻および就寝時刻（平日、休日）
（回答者：0〜6歳児の保護者）

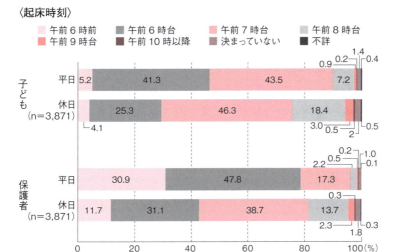
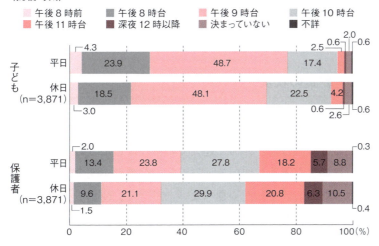

出典：厚生労働省「平成27年度乳幼児栄養調査結果の概要」2016年、16頁。

る。

　夜遅くまで起きていると、子どもの成長に関わる成長ホルモンやメラトニンの分泌量に影響を与えるほか、睡眠時間の減少や、午前中の体温がなかなか上がらず、元気に動くことができなくなる。さらには、朝食欠食も起こしやすい。そのため、幼児はなるべく午後9時ころまでには就寝させることが望ましい。

　「早寝早起き朝ごはん」全国協議会では、早く寝るためのポイントとして、

　「①まずは早起き＋外遊び

②暗く静かな環境を作る

③毎日同じ時間、同じ流れで眠るようにする」

(「早寝早起き朝ごはんガイド」〔幼児用〕「早寝早起き朝ごはん」全国協議会、2016年)

の3つを述べている。早く寝かせたくても、急に早く寝かせるのはむずかしいので、まずはいつもより早い時間に起こし、昼間は外で遊ばせる。体をたっぷり動かせば、自然と疲れて早く寝ることができるからである。また、寝るときの環境も重要である。明るい光や音の刺激は、寝つきを悪くするため、寝る30分〜1時間前から、テレビ、ゲーム、パソコン、スマートフォン、携帯電話など、明るい光や大きな音がするものなどは、消すようにする。寝る前の絵本の読み聞かせや子守唄も効果的である。起床・就寝時刻、食事時刻を毎日同じにすることによって、自然と眠くなるようなリズムがつくられていく。子どもの健やかな育ちのためには、起床・就寝時刻、食事時刻などの生活リズムを整えることが重要である。

(2) 朝食の状況

「平成27年度乳幼児栄養調査」の結果では、朝食を必ず食べる子どもの割合は、90％を超えており、ほとんどの子どもたちが毎日朝食を摂取している。しかし、保護者が朝食を「ほとんど食べない」、「まったく食べない」場合は、朝食を必ず食べる子どもの割合が78.9％、79.5％と8割を下回っており(22頁、図1-6)、保護者の朝食摂取状況が子どもの朝食摂取状況に影響を与えていることがわかる。一方、小学生においては、朝食を毎日食べている小学生は84.8％であり、朝食を食べない小学生の割合が増加している(「平成30年度全国学力・学習状況調査」)。

朝食の献立内容において、主食については、ほとんどの子どもが毎日食べているが、主菜や副菜は、毎日食べていないことが多いこともわかっている。朝食は、1日の元気の源でもあるため、主食・主菜・副菜がそろった献立が望ましい。しかし、近年の保護者には、調理に時間を割くことがむずかしい人、調理経験が乏しい人も多い。そのため、そのまま使える食材(納豆、しらす、ハム、わかめ、のり、果物、牛乳、チーズなど)を家庭に常備することや、つくり置きのおかずを利用するなど、

朝食の用意の負担軽減につながるような提案を保護者にしていくとよい。

(3) 間食の状況

　子どもの間食は、1日3回の食事でとりきれないエネルギーや栄養素を補う「補食」であるのと同時に、家族や友だち、保育士とのコミュニケーションの場であり、朝昼夕の食事とは違った楽しい時間でもある。食事マナーを教えたり、一緒に調理をするといった食育がしやすい場面でもある。

　間食に適した食材は、牛乳・乳製品、穀類、いも類、果物、野菜、卵、小魚類、豆類などの素材を生かしたものが望ましい。しかし、実際は、子どもの間食として、甘い飲み物や菓子を1日1回以上とるものの割合が約96％もおり（図5-2）、甘い飲み物や菓子を与えていることがほとんどである。間食は食材だけでなく、与え方も重要であるが、間食の与え方として、「時間を決めてあげることが多い」と回答したものの割合が最も多く約56％であった（図5-3）。しかし、約4割は、時間を決めずに与えていることがわかる。与え方を間違えてしまうと、生活リズムの乱れ、偏食、栄養の偏り、むし歯、食欲不振、肥満などの影響が出てしまうので、気をつけたい。

　そのほかの間食を与えるときの注意点の具体例としては、
　①ごほうびに菓子をあげていないか
　②袋や箱ごとあげていないか
　③ほしがるときに、ほしがるものを与えていないか
　④おとな用の菓子を食べていないか
　⑤冷蔵庫や棚から出してきて、ひとりで食べたり、飲んだりしていないか
　⑥いつも菓子を持ち歩いていないか
　⑦麦茶や水代わりに甘い飲み物にしていないか
などがあげられる。

(4) 共食の状況

　孤食は、昭和50年代後半からいわれるようになり、ライフスタイルの変化にともない、家族で一緒に食事をする共食の割

> **孤食**
> ひとりで食事をとることをいう。なお、「個食」（一緒に食事をとっているが、それぞれが別々のものを食べること）も増えてきている。

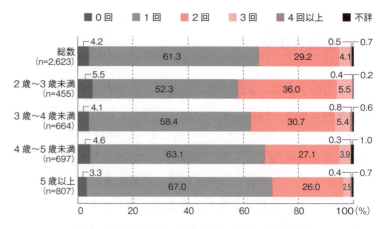

図 5-2　子どもの間食（3 食以外に食べるもの）として
甘い飲み物や菓子を 1 日にとる回数（回答者：2〜6 歳児の保護者）

出典：厚生労働省「平成 27 年度乳幼児栄養調査結果の概要」2016 年、13 頁。

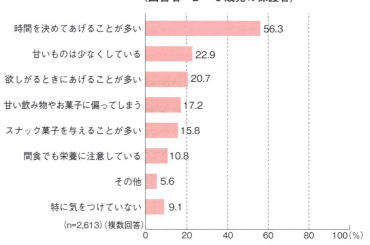

図 5-3　子どもの間食（3 食以外に食べるもの）の与え方
（回答者：2〜6 歳児の保護者）

出典：厚生労働省「平成 27 年度乳幼児栄養調査結果の概要」2016 年、13 頁。

合が減少している。共食には、好き嫌い・偏食の改善、食事マナーを覚える、食への意欲を育むなど、さまざまなよい効果がある。

　もともと子どもは、新奇性恐怖といって、新しい食べ物に対して恐怖心をもち、食べることを躊躇する傾向がある。これは、危険なものを食べないようにし、安全に生き抜くために必要な能力であるが、食べ物の種類の偏りにつながってしまうこともある。新しい食べ物を食べるときには、周りのおとながおいし

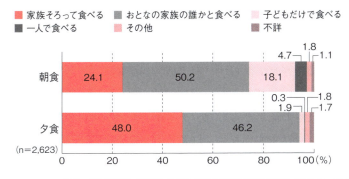

図5-4 子どもの共食（朝食・夕食）の状況
（回答者：2～6歳児の保護者）

出典：厚生労働省「平成27年度乳幼児栄養調査結果の概要」2016年、18頁。

そうに食べる姿を見せたり、「おいしいね」と声かけしたりすると、恐怖心が薄れ、子どもは安心して食べられるようになる。また、苦手な食べ物を食べたときにほめられると、続けて食べられるようになることもある。特に、朝は時間がなく、ゆっくり家族そろって食べることはむずかしいことが多いが（図5-4）、共食による子どもの食への効果はとても大きいため、家族そろって食べる機会を増やしたいものである。

しかし、貧困家庭やひとり親世代の増加により、共食を考えることがむずかしい家庭も増えてきている。そのため、児童福祉施設や学校などで、保育士や教員が共食の楽しさを教えることはきわめて重要である。その子自身のためだけでなく、将来自立し、家族をつくったときにもつながるため、保育士や教員は、給食が楽しいものになっているかに配慮する。

(5) 外食、中食

共働き世帯の増加、家庭の調理力の低下により、外食・中食（調理ずみ食品）を使用する頻度が多くなっている。外食や中食は、味が濃いものが多く、子どもむけの味付けに適していないものも多い。そのため、エネルギー、脂質、食塩、食品添加物の摂取量が増加してしまうので、気をつけたい。なるべく薄味のものを選ぶことや、中食の場合は、すべてを調理ずみ食品にせず、手づくりのものと組み合わせるなど工夫が必要である。

(6) サプリメント

　幼児にサプリメントを与えている保護者は、約10％程度いると推定されている。サプリメントは、医薬品のような徹底した品質管理はされておらず、有害成分が濃縮されている可能性もある。また、サプリメントの有効性や安全性を、幼児に対して検証したものはほとんどなく、幼児は摂取したものの影響を大人よりも受けやすいため、注意が必要である。栄養バランスの偏りや偏食が心配な場合でも、サプリメントを与えてしまうと、偏食を改善することや味覚・感覚機能、咀嚼機能を身に付けることがむずかしくなってしまうこともあるため、幼児にサプリメントを与える必要はないといえる。なお、おとなにおいても、サプリメントを長期間摂取したときの有効性や安全性はほとんど明らかになっていない。

2　家庭での食育

　家庭での食育のポイントとして、
　①家族と楽しく食べる
　②一緒に買い物、料理、後片付けをする
　③発達やその日の体調に合わせた食事にする
　④家庭の味、郷土料理、行事食を取り入れる
の4つがあげられる。

　まずは、家族と楽しく食べることが重要である。その日にあった1日の出来事を話したり、家族と楽しみながら、おいしい食事をすることは、子どもの健やかな心と体を育む。また、保護者が毎日の食生活を楽しむことが、子どもが楽しく食べることにつながるため、保護者自身も栄養バランスに配慮しながら、毎日の食生活を楽しむことも重要である。一緒に買い物や料理、後片付けをすることも、子どもの食への関心を育む。自分が準備したり、調理したことで満足感が得られ、苦手な食材に挑戦することもでき、保護者自身も家事の手伝いをしてもらうと負担が減るという利点もある。

　児童福祉施設や学校での給食は、栄養バランスをはじめ、さまざまな点に配慮されているが、集団にむけたもののため、家庭の食事のほうがその子の発達や、その日の体調に合わせて、

つくることができる。年齢やその子の発達状況、体調によって、食べられるものや合ったものが変わってくるので、いまのその子どもの状況に合わせた食事をつくることが大切である。また、昔は、家庭の味、郷土料理、行事食が各家庭に伝わってきたが、現在では、子どもたちにそれらがなかなか伝わらない時代になってきている。しかし、昔から伝わる家庭の味、郷土料理、行事食などは、日本の食生活においてかけがえのない、食事を豊かにするものであるため、家庭においても、ぜひ取り入れたいものである。

第2節 児童福祉施設における食事と栄養

1 児童福祉施設の形態と給食

児童福祉施設は児童福祉法に規定されている施設である。施設の形態は入所型と通所型があり、主な施設の種類を表5-1に示す。各施設の目的や入所児童の状況に応じて食事の提供回数や種類が異なる。食事は基本的に入所型では1日3回、通所型は通常、1日1回給食として提供される。

表5-1 児童福祉施設の種類（子どもが利用する主な施設）

入所型	乳児院、母子生活支援施設、児童養護施設、知的障害児施設、盲ろうあ児施設、肢体不自由児施設、重症心身障害児施設
通所型	保育所、幼保連携型認定こども園、知的障害児通園施設、児童家庭支援センター
入所型または通所型	児童自立支援施設、児童心理治療施設

出典：太田百合子「家庭や児童福祉における食事と栄養」『改訂3版 最新 保育士養成講座 第8巻 子どもの食と栄養』新 保育士養成講座編纂委員会編、全国社会福祉協議会、2018年、192頁と児童福祉法をもとに池谷作成。

2 児童福祉施設における食事の役割

　児童福祉施設は家庭に代わって長時間過ごす場所であり、提供される食事は重要な役割をもつ。主な役割は次の5つである。

1) 必要なエネルギーおよび栄養量の補給

　栄養管理された給食を提供することにより、一人ひとりに必要なエネルギーおよび栄養量を補給する。施設において1日に摂取する食事の割合が多ければ多いほど、子どもの栄養状態や健康状態、発育・発達に与える影響は大きい。

2) 豊かな人間関係の形成と情緒の安定

　さまざまな人との共食の場を体験することにより、豊かな人間関係を形成し、単に栄養を摂取するだけでなく情緒の安定にもつながる。

3) 食育の場

　食育は、食事の提供と一体的に取り組む。提供される日々の食事そのものが食育の教材であり、栄養バランスのとれた食事内容、旬の食材、食文化などを伝えることができる。また調理場がある場合には、調理場からただようにおいや調理員の姿を見ることにより、五感を刺激して食への関心を高めることができる。豊かな食の体験を積み重ねることができるように人的環境や物的環境に配慮する。

4) 望ましい食習慣の形成

　施設では毎日決まった時間に食事が提供されるため、食事のリズムが整い、生活リズムの基盤をつくることにつながる。また、毎日の食事のなかで食事マナーを身に付け、食嗜好の幅が広がるなど、望ましい食習慣を形成する。

5) 食の自立支援

　子どもが各施設を退所した後、自立した食生活を送ることができるように個々の課題をふまえ、食の自立にむけた目標を設定し、食に関わる職種および保護者と連携して支援を行う。

3 児童福祉施設における食事の提供

(1) 食事提供の基本方針

　児童福祉施設における食事の提供については「児童福祉施設における食事の提供ガイド」（厚生労働省、2010年）に沿って行われている。同ガイドには子どもの健やかな発育・発達をめざした食事・食支援の概念図が示されている（15頁、図1-1）。「心と体の健康の確保」「安全・安心な食事の確保」「豊かな食体験の確保」「食生活の自立支援」に配慮し、子どもの食事・食生活の支援を行い、子どもの健やかな発育・発達をめざす。

　食事の提供にあたっては、PDCAサイクル（Plan〔計画〕→ Do〔実施〕→ Check〔評価〕→ Action〔改善〕）に基づいて実施する（54頁、図2-5参照）。食事の提供の手順の概念図を図5-5に示す。献立作成、調理、盛り付け・配膳・喫食等、さまざまな場面で携わる職員が多岐にわたるため、施設全体で職員間の連携が重要となる。

　①Plan（計画）：身長・体重の測定（モニタリング）、発育・発達状態、栄養状態、生活活動等の把握・評価（アセスメント）を行う。このアセスメントに基づいて給与栄養量の目標を設定し、献立を作成する。給与栄養目標量の設定は「日

図5-5　食事の提供の概念図

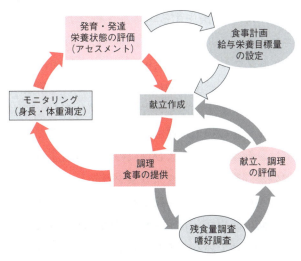

出典：厚生労働省「児童福祉施設における食事の提供ガイド」2010年、34頁。

本人の食事摂取基準」（以下、「食事摂取基準」）を活用する。通所施設において昼食など１日のうち特定の食事を提供する場合には、対象となる子どもの生活状況や栄養摂取状態を把握、評価したうえで、１日の食事のうち特定の食事から摂取されることが適当とされる給与栄養量の割合を勘案し、その目標を設定するよう努める。

②Do（実施）：食事計画に基づき、食事環境にも配慮し食事の提供を行う。食事の提供に係る業務は衛生的かつ安全に行われるよう、食中毒や感染症の発生予防に努める。そして、子どもの食物アレルギーなどの対応に配慮した食事提供を行う。

③Check（評価）：食事の提供後は、残食量や嗜好調査を行う。また、計画どおりに調理および提供が行われたか評価を行う。この際、施設においては集団の長期的評価を行う観点から、特に幼児について、定期的に子どもの身長・体重を測定する。また、幼児身長体重曲線（性別・身長別標準体重）などによる肥満度の判定に基づき、幼児の肥満およびやせに該当する者の割合が増加していないかを評価する。

④Action（改善）：評価をもとに給与栄養目標量の設定や献立作成など一連の業務の改善を図る。

(2) 献立作成において優先する
エネルギーおよび栄養素の順位

　献立作成において優先するエネルギーおよび栄養素の順位は、①エネルギー、②たんぱく質、③脂質、④ビタミンA、B$_1$、B$_2$、C、カルシウム、鉄、⑤飽和脂肪酸、食物繊維、ナトリウム（食塩）、カリウム、⑥そのほかの栄養素で、対象集団にとって重要であると判断されるものである。このような順位は、適切なエネルギー量の摂取が最も重要な基盤となること、栄養素については、健全な成長および健康の維持・増進のために不足および過剰が回避されるべき栄養素を優先して、推定平均必要量および推奨量、もしくは目安量を先に考慮に入れ、生活習慣病の一次予防の観点から設定された目標量はその次に考えるという観点に基づいている。また、ヒトにおいて明らかな欠乏症の実証がされていない場合や、摂取量および給与量を算出でき

ない栄養素の順位は低い。

たんぱく質、脂質、炭水化物の総エネルギーに占める割合は、たんぱく質は13～20％、脂質は20～30％、炭水化物については50～65％の範囲を目安とする。

(3) 献立作成と食事提供の留意点

①食事計画で設定した給与栄養目標量を満たし、子どもの発育・発達を促すことができるような食事内容とする。
②食に関する嗜好や体験が広がりかつ深まるよう、多様な食品や料理の組み合わせとなるように配慮する。
③咀嚼・嚥下機能や食具使用の発達状況を観察し、その発達を促すことができるように食品の種類や調理方法に配慮する。
④季節感や伝統的な食文化などを考慮し、品質がよく、幅広い種類の食材を取り入れように努める。
⑤地域性を考慮し、地域の食材の産物を取り入れ、郷土料理などの食文化を取り入れる。
⑥食べることが楽しく、食への意欲が培われるような食事環境を設定する。

(4) 入所施設の食事提供の留意点

入所施設の食事提供の留意点が、「児童福祉施設の設備及び運営に関する基準」において以下のとおり示されている。
①児童福祉施設(助産施設を除く)において、入所している者に食事を提供するときは、当該児童福祉施設内で調理する方法(児童福祉法第8条の規定により、当該児童福祉施設の調理室を兼ねている他の社会福祉施設の調理室において調理する方法を含む)により行わなければならない。
②児童福祉施設において、入所している者に食事を提供するときは、その献立は、できる限り、変化に富み、入所している者の健全な発育に必要な栄養量を含有するものでなければならない。
③食事は、前項の規定によるほか、食品の種類および調理方法について栄養ならびに入所している者の身体的状況およ

び嗜好を考慮したものでなければならない。

④調理は、あらかじめ作成された献立に従って行わなければ
ならない。ただし、少数の児童を対象として家庭的な環境
のもとで調理するときは、この限りでない。

⑤児童福祉施設は、児童の健康な生活の基本としての食を営
む力の育成に努めなければならない。

(5) 衛生管理

　抵抗力が弱い子どもが多く利用する児童福祉施設では、衛生
管理を徹底しなければならない。食中毒予防の3原則は、食中
毒菌を「付けない、増やさない、やっつける」であり、現在「大量調
理施設衛生管理マニュアル」（大量調理マニュアル）に沿った衛
生管理を中心としている。この大量調理マニュアルは **HACCP**
の概念に基づいている。しかし、HACCP は単独で機能するもの
ではなく、一般的衛生管理プログラムを組み合わせて有効に機
能するという考えに基づいている。大量調理マニュアルは、特
定給食施設において同一メニューを1回300食以上または1日
750食以上提供する施設で適用されているが、小規模施設にお
いても利用可能であり、このマニュアルに沿った衛生管理が求
められている。

　調理過程における重要管理項目は以下の4つである。

①原材料受入れ（**検収**の実施と記録）および下処理段階におけ
る管理を徹底する。

②加熱調理食品については、中心温度計などを用いて中心部
が75℃で1分間以上加熱し（ノロウィルス汚染のおそれが
ある食品の場合は85〜90℃で90秒間以上）、食中毒菌
（ウィルスを含む）を死滅させる。

③加熱調理後の食品および非加熱調理食品の二次汚染防止を
徹底する。

④食中毒菌が付着した場合に菌の増殖を防ぐため、原材料お
よび調理後の食品の温度管理を徹底する。調理後直ちに提
供される食品以外の食品は、10℃以下または65℃以上で保
存する。また、調理後の食品は調理終了後2時間以内に喫
食する（冷蔵庫から出して提供する場合も含む）。

施設で食中毒が発生した場合に原因を究明することができる

HACCP
Hazard Analysis Critical Control Point の
それぞれの頭文字を取っ
た略称で、危害分析重要
管理点方式と訳されてい
る。宇宙食の安全性を高
めることにより開発され
たシステムである。食品
の製造において、原材料
の受け入れから保管・製
造・加工・包装・出荷ま
での各工程で危害を予測
し、その危害を防止する
重要な工程を監視・記録
して衛生管理を行う。

検収
　原材料納入の際、調理
従事者が必ず立ち合い、
原材料の品質、鮮度、品
温（納入業者が運搬の際、
適切な温度管理を行って
いたかを含む）、異物の混
入等について点検を行
い、その結果を記録する。

ように、検食を保存する必要がある。検食は原材料（洗浄・殺菌等を行わず、購入した状態）および調理ずみ食品（配膳後の状態）を食品ごとに50g程度ずつ清潔な容器（ビニール袋など）に入れて密封し、−20℃以下で2週間以上保存する。

調理従事者は、自らが施設や食品の汚染の原因とならないように体調に留意し、健康な状態を保つように努める。下痢、嘔吐、発熱などの症状があるとき、手指に化膿創があるときには調理作業に従事しない。下痢、嘔吐などの症状がある場合には直ちに医療機関を受診し、感染性疾患の有無を確認する。

4 施設別の食事と栄養

(1) 保育所

平成29（2017）年3月に告示された保育所保育指針（以下、保育指針）において、子どもの健康増進について「子どもの健康に関する保健計画を全体的な計画に基づいて作成し、（中略）一人一人の子どもの健康の保持及び増進に努めていくこと」と記されている。食事は健康の保持・増進のために欠かせない要素であり、保育所での食事の提供は重要な役割を担う。保育所での食事提供については「保育所における食事の提供ガイドライン」（厚生労働省、2012年）が発表されている。

❶保育所給食の役割

1）心身の発育・発達を促す

保育所に通う0～6歳の乳幼児期は心身の発育・発達が著しく、年齢により必要な栄養量や食べる機能が異なる。低年齢であるほど消化・吸収、排泄の機能が未熟なため、食事の内容や調理形態に配慮する必要がある。また、同年齢であっても個人差が大きいため、一人ひとりの発育・発達に合った食事を提供する。

食欲は人間の生理的欲求のひとつであり、食事をすることでこの欲求が満たされる。保育士は食事場面において子どもの食べたい気持ちを大切にして応答的に関わることにより、食欲を満たし、食への主体性を育む。そして友だちや保育士と一緒に

食べる共食場面においては、同じものを一緒に食べる喜びといった共感を体験し、精神的な満足感を味わう。

2)望ましい生活習慣の基盤をつくる

保育所に通う乳幼児は一度に多くの食事を食べることができないため、1日に3回の食事に加えて間食をとる。子どもの生活リズムを把握し、食事時間を決めて提供する。そして家庭と連携して就学前までに、規則正しい食事時間から生活リズムを整え、望ましい生活習慣の基盤をつくる。

3)食育の推進

保育指針の「食育の推進」の項目において、「乳幼児期にふさわしい食生活が展開され、適切な援助が行われるよう、食事の提供を含む食育計画を全体的な計画に基づいて作成し、その評価及び改善に努めること。栄養士が配置されている場合は、専門性を生かした対応を図ること」と食育について明記されている。食事の提供も食育の一部であり、保育の一環として位置づけられている。また、栄養士が配置されている場合には、栄養士も食育計画の策定や食育の取り組みなどに関わり、保育士と連携して食育を進めていくことが期待されている。

4)保護者への支援

保育所で提供する食事は、昼食や間食に加えて補食や夕食など種類が多くなってきているが、家庭での食事が基本となる。連絡帳などで家庭での食事の状況を把握し、保護者と連携して家庭での食を支援したり、給食だよりや園だよりの配布や、給食サンプルの展示、給食試食会なども行うとよい。

5)地域の子育て支援

保育所は通所している子どもの家庭への支援のみならず、地域の子育てをしている家庭への支援の役割もある。栄養相談や給食試食会、調理講習会などを実施する。

❷保育所給食の現状

1)提供する食種の多様化

保育所では一般的に昼食と間食を提供しているが、補食や夕食、朝食を提供している場合があり、食種が多様となっている。保育所給食と家庭での食事を合わせて1日の給与栄養目標量とするため、家庭の食事内容を把握し、保育所給食を考える必要がある。

2）給食の提供形態

保育所における食事の提供について、「児童福祉施設の設備及び運営に関する基準」では調理室を設け、自園調理を行うこととなっている。しかし、平成 10（1998）年に調理業務の委託が容認された。そして平成 16（2004）年に構造改革特別区域法（平成 14〔2002〕年）の特例により、公立で一定の条件を満たす場合に外部搬入が可能となった。さらに平成 22（2010）年より、公立私立を問わず満 3 歳以上児には外部搬入が可能となった。現在の保育所給食の提供形態として、①自園調理、②外部委託、③ 3 歳以上児のみ外部搬入、④ 3 歳未満児を含む外部搬入（特区）がある。外部搬入では、コストの削減や食材の一括購入が可能などの長所がある一方で、子どもの発達段階に応じた個別の食事提供や食育への取り組み、保護者への支援などが不十分であるといった課題がある。

3）個別対応

保育所では食物アレルギー、体調不良、咀嚼・嚥下がうまくできない、偏食、肥満、早食い、発育不全、障害に対する個別対応を行う。保護者から子どもの状況を把握し、適切な対応を行うとともに、保護者に対する支援も重要である。

❸保育所給食の食事計画

1）給食の分類と食種

保育所における給食は、3 歳未満児食と 3 歳以上児食に大別される。さらに 3 歳未満児食は乳汁、離乳食、1〜2 歳児食に区分される。1〜2 歳児食では昼食と間食 1〜2 回、3 歳以上児食では昼食と間食 1 回を提供する。また、保育時間の延長により、補食や夕食を提供する保育所も多くある。

2）栄養管理

乳汁や離乳食については「授乳・離乳の支援ガイド」（厚生労働省）を参考に進めていく。

保育所における給食の給与栄養目標量は「食事摂取基準」に基づいて設定する。子どもの健康状態や栄養状態に応じてエネルギー、たんぱく質、脂質、ビタミン A・B_1・B_2・C、カルシウム、鉄、ナトリウム（食塩）、カリウム、食物繊維などについて考慮することが望ましい。昼食は 1 日全体のおおむね 3 分の 1 の量を目安とし、間食では 1 日全体の 10〜20％程度の量を目安

とする。

3）献立作成の留意点

保育所で提供する食事そのものが食育の一部であることを考慮し、献立作成では以下の点に留意する。

- ・子どもの摂食機能に応じた調理形態にする。
- ・食材の味を生かした味付けとし、味付けが偏らないようにする。
- ・旬の食材を使用する。
- ・彩りのよい献立にする。
- ・家庭ではあまり使用されていない食材（乾物や豆類など）を取り入れる。
- ・行事食や郷土料理を取り入れる。

4）食事環境の設定

食事をする場所は清潔にする。床、テーブル、いすの汚れをふき取る。子どもたちと一緒に清掃を行いながら食事の準備をすることにより、自然に清潔な場所で食事をすることが身に付く。また、手洗いまたはガーゼで手を拭くなどしてから食事をする習慣をつける。

年齢や保育方法によって食事環境の設定は異なる。全員が一斉に食べる、朝食の時間を考慮して同じクラスでもテーブルごとに時間差で食べる、バイキング形式で食べるなどの食事方式がある。どの方式においても、子どもが空腹で食事時間を迎えることが大切である。

そして、スプーン、フォーク、皿などの食具やテーブル、いすの高さが子どもの発達段階に合っているかについても確認する。

❹職員間の連携

子どもたちの食を職員全員で支えるため、給食運営会議など、定期的に会議の場を設定して給食の献立内容、喫食状況、食べ方、食事環境、食育などを検討する。会議の場だけでなく、日々子どものようすを伝え合い、提供する食事に反映させることも重要である。

(2) 乳児院

　乳児院に入所する理由として、虐待により家庭での養育が不適当と判断された場合や経済的理由や病気などで家庭での養育が困難であるなどがあり、入所前に十分な栄養素等が与えられておらず、発育が遅れていたり、栄養状態が良好でなかったりする場合も多い。そのため、一人ひとりの食の状況を把握して適切な栄養管理を行い、生涯にわたる食の基盤をつくることが望まれる。

❶入所時の対応

　授乳や離乳食の状況、アレルギーの有無などの入所前の食の状況について把握する。可能な限り、病院での看護記録等の記録も含めケースワーカーや家族などから情報を得る。その情報をもとにして入所後の授乳の回数や量、離乳食の量や内容、調理形態などについて検討する。緊急で入所するなどで情報が得られない場合には、身長・体重・月齢などから判断し、入所後の子どもの食べているようすから調整する。

❷乳児院における栄養管理

1）乳汁栄養

　授乳量は「食事摂取基準」の目安量を参照して、1回の授乳量×回数から月齢別に1日の授乳量を目安として定めておき、個々の哺乳量や発育状況を成長曲線や体格指数などを用いて確認する。アレルギー・乳糖不耐症・一度に少量しか飲めない・嚥下困難などの場合には、医師の指示に従い、状態に合った育児用ミルクの種類・量・提供方法を検討する。

　哺乳量は毎回記録し、成長曲線や体格指数を活用して発育状況をみる。各記録は保育士のほかに看護師、管理栄養士・栄養士なども把握する。

2）離乳食

　離乳食は「授乳・離乳の支援ガイド」に従って個別に食事計画を作成し、発育・発達状態と実際の食事の状況をみながら個々に合わせて進めていく。離乳食を進めるうえで、食事介助を担当する保育士と、献立作成および調理を担当する管理栄養士・栄養士等との連携が重要である。管理栄養士・栄養士等は、乳

児一人ひとりの摂食状況と食べる姿を観察し、摂食機能の段階に合った調理形態に調整することが望ましい。しかし、毎食みることがむずかしい場合には、保育士と連携して情報を収集する。

食事は介助者が子どもに寄り添い、ゆったりとした雰囲気のなかで無理強いせず、食事がおいしく、楽しいと思えるように進めることが大切である。介助者は、自分で食べたいという子どもの気持ちを受容し、子どもが食事に対して能動的な態度を養えるように援助する。

3)幼児食

食事マナーの習得や楽しく味わって食事をとることのできるような環境を整え、家庭的な和やかな雰囲気づくりを心がける。保育のなかでも食に関することを取り入れ、可能なところから食育を実践する。

❸多職種の連携

乳児院では、保育士もしくは看護師が授乳内容・離乳食の各段階・幼児食の移行などの食に関わる事項を決定していることが多い。そして調理する側との調整役として管理栄養士・栄養士が関わり、各職種がそれぞれの専門の業務を分担することで日々の乳児の生活支援に関わっている。各職種が連携を深めて乳児一人ひとりの食支援を行っていくことが重要である。

(3) 児童養護施設

児童養護施設は保護者による虐待、保護者の精神疾患などの病気や行方不明、離婚などの理由で家庭での養育が困難な2〜18歳の子どもが入所しており、入所前の生活環境に問題を抱えている子どもが多い。入所により家族と離れて暮らすことは、子どもたちの心身の発達に影響を及ぼすことが少なくなく、子どもの満たされない思いが食生活に影響することもある。そのため、食事の場は安全で安心できる場となるよう配慮し、食生活のみに視点をむけるのではなく、心の状態など広い視点で食生活をとらえる必要がある。

❶児童養護施設における栄養管理

栄養管理は、まず子どもの実態把握（アセスメント）を行う。アセスメントは子どもの発育・発達状況や栄養状態等の身体的状況のみでなく、心の状態も把握する。心身の発達に合わせて管理栄養士・栄養士が「食事摂取基準」を参考に、個別の給与栄養量を設定し、献立を作成する。子どもが順調に成長しているかは、食事のようすや残食調査（種類・量）などを実施し、成長曲線を用いて確認する。

なお、小規模ケア部門などで管理栄養士・栄養士が配置されていない場合には、適切な栄養管理ができるように本体施設や関連機関の管理栄養士・栄養士と連携をとることが重要である。

❷食事の場における配慮事項

児童福祉施設に入所している子どもは、食に飢え、家族団らんの温かい食事の場を経験していないことが多い。そのため、食事の場を家庭的で楽しい雰囲気となるように配慮することが重要である。例えば、テーブルクロスを使用し、テーブルを囲む人数を少人数にしたり、席を決めることにより「自分の居場所」が確保されて安心して食事ができるようになり、情緒の安定も図ることができる。

❸食の自立支援をめざした食育

原則、18歳以降は施設を退所し、自立した生活をしなければならない。この時期までに、自立した食生活を営む力を身に付けることが求められる。そのため、日常生活のなかで子どもが健康に関心をもち、食材の値段や購入方法などの経済的な知識から、調理の技術、食事のマナーなどといった食育を行う。

そして、将来家庭を築いたときのモデルとなることを意識し、行事や行事食、地域の風土や文化をとおした食文化について伝えていくことも大切である。

❹職員の役割と職種間の連携

施設の食事場面において、管理栄養士・栄養士、調理員等が直接関わり、専門的な知識と技術を生かして子どもたちに望ましい食習慣の形成を図ることが求められる。そして、子どもの養育に直接関わる担当職員は手本となるので、担当職員の食に

対する考え方や食べ方が子どもたちに大きく影響する。担当職員によって考え方が異なると子どもたちの食育に一貫性が欠けるため、施設の食に関わる職員は共通認識をもって支援することが重要である。そして、食は精神的な状態と関係が深いため、心理療法を担当する職員とも連携することが望まれる。

（4） 障害児施設

障害児施設には福祉型と医療型があり、入所または通所している子どもの障害の種類や程度はさまざまである。障害の種類や程度により身体特性が異なるので、調理形態や食器、食具、いすや机など食事環境を配慮する必要がある。

❶個別対応の重要性

障害のある子どもは咀嚼・嚥下機能が十分でない場合が多く、その機能の程度も個人により異なる。機能に応じた安全でおいしい食事を提供するためには、対象者の個別支援計画の一環として栄養ケア・マネジメントを行うことが重要である。

そして、栄養ケア・マネジメントを効率的に実施するためには多職種の連携が必要不可欠である。施設長やサービス管理責任者は個別の栄養ケア・マネジメントの重要性を理解し、関係職員の理解を深めるために勉強会を設けるなどして施設内で共通認識をもつように努める。

❷障害のある子どもの栄養管理

「食事摂取基準」の対象者は健康な個人ならびに健康な人を中心としている集団であるため、障害のある子どもの栄養管理に「食事摂取基準」を活用することはむずかしい。しかし、障害児を対象としたエネルギーおよび各栄養素の基準を示したものがないため、対象者の特性（身長・体重・身体活動レベルなど）を把握し、「食事摂取基準」を参考に食事計画を行う。

❸家庭への支援および地域・医療機関との連携

施設内で適切な栄養管理が行われ、食に関する目標が達成されたとしても、家庭においてもその状態が維持されなければ将来の自立支援につながらない。家庭においても同様の対応が望

まれるが、そのためには家庭の状況や支援ニーズを把握し、各家庭に合わせた食支援を行うことが必要である。この際、地域との連携も重要である。そして、新たな課題が生じる場合もあるため、定期的な個別面談や家庭訪問を行うなど家庭と施設が密に連絡をとることができるような体制づくりを行う。

さらに、咀嚼・嚥下機能に障害のある子どもで、家庭だけでは対応がむずかしい場合には医療機関を交えて連携を図ることが必要である。

❹特別支援学校との連携

障害児施設から特別支援学校へ通学する場合には、一貫した食支援を行うために施設と学校が連携することが重要である。栄養管理・食支援の担当者同士で、食に関する目標や援助の方法等の情報を共有し、一貫した食支援を行うよう努める。

学習のふりかえり

1 家庭での朝食、間食、共食状況と問題点を理解できたか。

2 家庭の食事を豊かにするための、保護者への食支援のポイントを理解できたか。

3 児童福祉施設の種類とその特徴、食事の役割が理解できたか。

4 保育者として、各児童福祉施設での食支援のポイントを理解できたか。

参考文献：
1. 厚生労働省「平成27年度乳幼児栄養調査結果の概要」2016年。
2. 国立健康・栄養研究所情報センター「幼児にサプリメントは必要ですか？」2016年。
3. 「早寝早起き朝ごはん」全国協議会「早寝早起き朝ごはんガイド（幼児用）」2016年。
4. 飯塚美和子・瀬尾弘子・曽根眞理枝・濱谷亮子編『最新子どもの食と栄養―食生活の基礎を築くために』学建書院、2015年。
5. 堤ちはる・土井正子編著『子育て・子育ちを支援する 子どもの食と栄養』萌文書林、2015年。
6. 厚生労働省「児童福祉施設における食事の提供ガイド」2010年。
7. 厚生労働省「保育所における食事の提供ガイドライン」2012年。
8. 厚生労働省「児童福祉施設における食事の提供に関する援助及び指導について」2015年。
9. 厚生労働省「児童福祉施設における『食事摂取基準』を活用した食事計画について」2015年。
10. 厚生労働省「授乳・離乳の支援ガイド（2019年改定版）」2019年。

第6章

特別な配慮を要する子どもの食と栄養

学習のポイント

　両親ともに仕事をもつ人が増えるなか、特別な配慮を要する子どもが保育園に通う割合も増えてきている。安全に生命の保持・増進するための生活が保障される必要がある。支援方法を学び、さまざまな配慮に対応できるよう、また、将来を見据えた支援を保護者と連携して行うことが求められている。

　保育所での食事提供においては子どもの年齢相応の栄養や発達への配慮だけでなく、特別な事情のある子どもに対して個別の対応が必要とされる。ここでは感染症などの急性疾患により一時的に特別対応が必要となる体調不良児や病児・病後児、栄養への配慮が必要な慢性疾患を有する子ども、摂食行動に問題がある子ども、食物アレルギー児、障害がある子どもについてその特徴を理解し、個別の対応について学ぶ。

第1節 疾患および体調不良の子どもへの対応

1 保育所での食事提供における個別対応

　保育所では個別な事情がある子どもへの食事提供において一人ひとりに応じた対応が求められる。日本保育園保健協議会が平成23（2011）年に全国の保育所に対して実施した「保育所における食事の提供に関する全国調査」（回答施設数1万1,415）では、91.7％（1万467）の施設が給食の提供に関して個別対応を行っていると回答した。

　その施設に対して個別対応の対象を複数回答で調査した結果を表6-1に示す。食物アレルギーへの対応が最も多く、続いて体調不良児、咀嚼・嚥下がうまくできない児童、偏食などにも対応している。食物アレルギーのある子ども（第2節）、障害のある子ども（第3節）への対応は各節を参照されたい。ここでは、発熱、嘔吐などの急性疾患により一時的に特別対応が必要な体

表6-1　保育所における給食の提供における個別対応

「行っている」と答えた方に伺います　個別対応は、どの様な子どもを対象に行っていますか
（複数回答可　人数は平成23年9月1日実数）

順位		行っている		行っていない
		件数	比率（％）	比率（％）
1	食物アレルギー	9,079	86.74	2.58
2	体調不良児	3,188	30.46	25.64
3	咀嚼・嚥下がうまくできない	2,814	26.88	26.85
4	偏食	2,252	21.52	30.89
5	早食い（幼児）	1,430	13.66	34.19
6	肥満	1,097	10.48	39.54
7	宗教上の理由（牛・豚の禁止）	689	6.58	42.19
8	便秘	545	5.21	41.43
9	やせ	463	4.42	42.82
10	病児食（ネフローゼ、糖尿病等）	166	1.59	44.39
	その他	420	4.01	26.45

注：給食の個別対応を行っている10,467件に対する比率
出典：日本保育園保健協議会「保育所における食事の提供に関する全国調査」2011年をもとに成田作成。

調不良児や病児・病後児、摂食行動に慢性的な問題がある子ども、慢性疾患により特別な食事療法が必要な子どもについて解説する。

2 体調不良児と病児・病後児への対応

子どもは成人に比べて免疫機能の発達が不十分であり感染症にかかりやすく、重症化しやすい。特に集団生活においては個々の接触が濃厚で感染症が拡散しやすい。また病状の進行が早く、急激に悪化することも多い。

保育中に発熱、嘔吐、咳などの症状が認められた子どもを、保護者が迎えにくるまでの間、緊急的に対応する場合に体調不良児と呼ぶ。さらに病気の際および回復期の子どもを病児・病後児と呼び、保護者に代わりこれらの子どもの保育・看護を行うのが**病児保育・病後児保育**である。

また明らかな疾病ではなくても、子どもは環境の変化に敏感で、旅行や遠距離の外出など、いつもと異なる環境で過ごしたあとには、体調不良の状態に陥りやすい。これは心理的な状況についてもあてはまる。強いストレスや不安、心配があると、食欲不振、腹痛などの身体症状を呈することもある。

いずれの場合も無理をさせずにこまめに観察することが重要である。症状が重症もしくは進行が急な場合には、すみやかに適切な医療機関の受診を勧めるべきである。子どもは体重あたりの水分量が多く、必要水分量も多いため、経口摂取量が不足すると、容易に脱水症になるので注意する。

以下、具体的な症状ごとに配慮すべき点を解説する。

(1) 発熱

発熱の基準は「37.5〜38℃以上」としているところが多い。ただし乳幼児は平熱が高めであるうえに体温調節機能が未熟なために、外気温や衣服の影響を受けやすく、一時的に高めになることがあるので注意を要する。また体温には日内変動があり、朝よりも夕方に高くなりやすい。

子どもの発熱の原因の多くは**感染症**である。発汗や不感蒸泄による水分喪失や、経口摂取不良から脱水症になりやすいので、

病児保育
狭義の病児保育は、保護者の就労のために保育所に通っている子どもが、病気により保育所に行かれなくなったときに、親の就労の継続を確保するために保護者に代わって子どもの保育と看護を行うことをさす。広義には親の就労状況にかかわらず、在宅や病院も含めて病気のある子どもに対する保育も含む。

病後児保育
保育所に通っている子どもが病気になり、その回復期で他者への感染性などは認められないものの通常の集団生活には適さない場合に、保護者に代わり子どもの世話をすることを病後児保育という。

感染症
ウイルスや細菌などの病原体が体内に侵入する（いわゆる「うつる」）と、これを除外しようとする免疫反応により、発熱、咳、鼻水、嘔吐、下痢などの症状が起こる。ウイルスによる風邪がほとんどであり、通常は抗菌剤などの治療がなくても自然に軽快する。

第6章 特別な配慮を要する子どもの食と栄養

クーリング
発熱時には薄着にして熱がこもらないようにする。高熱の際には、子どもがいやがらない程度に、首のつけ根・わきの下・足のつけ根（鼠径部）など大きな静脈が皮膚表面近くにある部分を保冷材などで冷やすとよい。ただし発熱初期で体温が上昇中には、手足が冷たく悪寒があることがあり、このようなときには無理にクーリングしなくてもよい。

解熱剤
解熱剤は感染症を治すものではなく、一時的に熱を下げることにより、水分摂取や睡眠ができるようにするために使用する対症療法である。発熱は生体が自己防御のために起こす免疫反応であり、必ずしも悪いものではない。発熱があっても水分摂取や睡眠ができる状態であれば、解熱剤を使用する必要はない。

感染性胃腸炎
患者の嘔吐物や排泄物中の細菌やウイルス（ノロウイルス、ロタウイルス、アデノウイルスなど）を介して伝染する。看護にあたる場合には、手袋・マスク・ガウンの着用、手指洗浄・消毒など感染防御にも十分に注意する必要がある。

こまめな水分補給を心がける。**クーリング**や環境温度の調節、衣服の調整、**解熱剤**の使用などにより体温が下がると経口摂取がすすむことがある。

食事については消化器症状が強い場合（下痢・嘔吐の項を参照）以外は、特に制限する必要はない。

(2)　脱水症

経口水分摂取量が不足すると、調節能力が低い子どもは脱水症をきたしやすい。脱水症では尿量の減少・濃縮、唇の乾燥、涙が出ない、顔色が悪い、脈がふれにくい、手足の先端が冷たい、うとうとしてぐったりしている、皮膚の張りの低下などの症状がみられる。

吐き気がなく経口摂取が適切に行われることが確認できる場合には早めに少量ずつでも経口補液を行うことが勧められる。2歳まではひとさじ（5〜10ml）ずつ、3歳以上ではコップで一口（15〜20ml）ずつを5〜10分ごとに与え、吐き気がなければ、その後量をふやして頻回に飲ませる。1日水分摂取量の目安を表6-2に示す。水分は可能であれば低浸透圧で塩分と糖分を含む経口補水液（oral rehydration salt/solution: ORS）が望ましい。一般にイオン飲料として市販されているものは塩分が少なく、糖分が多いので推奨されない。

(3)　下痢・嘔吐

子どもが下痢・嘔吐の症状をきたす疾患の代表は、ウイルスによる感染性胃腸炎（お腹の風邪）である。**感染性胃腸炎**では下痢・嘔吐により水分だけでなく電解質も喪失しているため、治療には塩分を含み、低浸透圧で吸収されやすい経口補水液（ORS）

表6-2　1日の水分摂取量の目安

体重	1日あたりの水分摂取量
0〜9kg	100ml/kg
10〜15kg	1000〜1200ml
15kg以上	1200〜1500ml

出典：三沢あき子ら「病児・病後児保育における保育士・看護師等のためのハンドブック」平成26年度厚生労働科学研究費補助金（成育疾患克服等次世代育成基盤研究事業）、2015年、17頁。

による経口補液療法が推奨されている。乳児では感染性胃腸炎でも母乳をやめる必要はない。また調製粉乳を使用している場合も、薄める必要はない。経口補液療法後、嘔吐が再発しなければ、消化のよい食品(おかゆ、野菜スープ、うどんなど)を少量ずつ早期に開始したほうがよいとされている。

感染性胃腸炎のような明らかな疾患がなくても、消化管が過敏な子どもは下痢や嘔吐を起こしやすい。過食、初めての食物、香辛料などの刺激物を多く含むもの、冷たい食品の大量摂取、過度の水分摂取などが誘因となる。離乳食をすすめている乳児に下痢や嘔吐がみられる場合には、離乳食の形態を戻したり、回数や量を減らしたりする。

嘔吐が頻回で吐き気が強い場合には、髄膜炎、脳炎など緊急対応が必要な疾患である可能性があるので、無理に経口摂取をすすめず、すみやかに医療機関を受診させる。

(4) 咳・喘鳴（ぜんめい）・鼻水

風邪症候群や気管支炎、気管支喘息などで咳がひどいときには、咳のために食物を摂取しにくくなったり、咳き込み嘔吐がみられたりする。脱水傾向になると喀痰（かくたん）の粘稠度が増すため、水分補給を少量ずつ頻回に行う。食事ものどを刺激するものは避けて、のどごしがよいものを少量ずつ摂取する。

鼻水・鼻閉(鼻づまり)がひどいと、体調不良のためだけではなく、味覚異常も併発するため、食事摂取に影響する。母乳や人工乳を摂取している乳児では、鼻呼吸ができないと続けて吸啜（きゅうてつ）することができないため、摂取量低下につながる。授乳の際には乳児が苦しくなる前に、適当な間隔で息継ぎをさせるようにする。

(5) 口内炎・扁桃（へんとう）炎・咽頭炎

口腔（こうくう）内が傷ついて起こる口内炎や、ウイルスによるヘルペス性口内炎、手足口病の口腔内水疱、ヘルパンギーナの口内炎などのほか、ウイルス感染による扁桃炎・咽頭炎がある場合にも痛みのために食事摂取をいやがることがある。年少児では痛みを訴えることもできないので、食事をいやがる場合などには注

意深く観察しなければならない。食事は味が濃いもの、すっぱいもの、辛いもの、熱すぎるもの、固いものは刺激になるので避け、舌触りがよく飲み込みやすい形態にする。

3 摂食行動に慢性的な問題がある子ども

(1) 食行動異常

乳幼児栄養調査
厚生労働省が全国の乳幼児の栄養方法および食事の状況などの実態を把握することにより、母乳育児の推進や乳幼児の食生活の改善のための基礎資料を得ることを目的として実施している調査。昭和60(1985)年から10年ごとに行われ、最近では平成27(2015)年に全国の6歳未満の乳幼児(約5,500人)およびその乳幼児のいる世帯(約4,400世帯)を対象として行われた。

　平成27(2015)年に厚生労働省が実施した**乳幼児栄養調査**によると、2歳から6歳の子どもの食事で困っていることを複数回答で保護者に質問したところ、「遊び食べ」「食べるのに時間がかかる」「偏食」「むら食い」「小食」「早食い、よくかまない」など、食行動に関する悩みが多かった。保育所の保育士や栄養士を対象とした調査でも、子どもの偏食や早食いが問題として指摘されている(192頁、表6-1参照)。食行動に問題がある子どもは、発達障害による過度のこだわりやストレスによる過緊張などの問題を抱えていることもあるが、素因があるところに保護者による不適切な関わりの結果、事態が悪化していることも多い。

　偏食、むら食いはいわゆる「好き嫌い」で、食べる食材、食品が限られていて、ほかの食材や新たな食品摂取に抵抗がある状態である。「食わず嫌い」程度で、はじめての食物についての不安や心配が原因の場合は、家庭の食卓で日常的に目にしていたり、保育所でほかの子どもたちがおいしそうに食べたりしている雰囲気のなかでは、つられて食べることもある。

　「偏食を治そう」とおとなが思うあまり、食事が緊張に満ちた強要や叱責の場になってしまうと、食物に対してネガティブなイメージが条件付けされ、ますます食べられなくなり悪循環に陥る。まずは食事の時間そのものが、リラックスした楽しい時間になるように心がける。そして新しい食品に対する好奇心や、安心して取り組める余裕が生まれる環境を整えることが大切である。これは家庭と保育所が協力して実践しなければならない。

　小食、遊び食い、食べるのに時間がかかるなどは、「提供された食事の全部を時間内に食べられない」状況である。はじめに本当に食物摂取量が不足しているのかどうか、成長曲線などに

より発育の評価をする必要がある。保護者が小食だと思っていても、規則正しい食生活で多くの食材を偏りなく摂取し、発育に問題がなければ心配する必要はない。むしろ食事の提供方法に問題があることが多い。小食だからと気にして、本人が好む間食、糖分が多い清涼飲料水やジュースを頻繁に与えたり、食事時間以外でも空腹になれば食事を食べさせたりといったことが繰り返されると、食行動が乱れやすくなる。

食行動異常の成因を突きつめると、生活リズムの乱れ、不適切な食事環境、朝食欠食などが深く関係していることがわかる。「早寝早起き朝ごはん」から始まる規則正しい生活が健全な食習慣の形成には重要である。

(2) 肥満

肥満にはエネルギー過剰摂取が主たる原因の単純性肥満と、染色体異常や内分泌疾患などが原因の症候性肥満がある。特に単純性の小児肥満の治療では、食餌療法、食習慣の改善、運動療法が重要である。

食餌療法ではエネルギー制限が必要で、脂質や糖質の過剰摂取を中心に制限する。ただし子どもの成長・発達に必要な、たんぱく質、ビタミン、ミネラルなどの栄養素が不足しないように注意する。子どもの身長は伸びるので、体重は無理に減らさずに維持させておき、自然に肥満が解消されるのを待つ。

子どもの肥満では食習慣の関与が大きい。朝食欠食、不規則な食事時間、間食、早食い、孤食、睡眠不足、夜更かし、偏食、ストレス解消のためのやけ食い、外食などの習慣があると肥満のリスクが高くなる。これらはどれも家庭での食習慣を反映している。

保育所での食事は、子どもにとって1日の食事の一部にすぎないかもしれないが、その機会を通じて適切な食習慣の形成に寄与することができるはずである。また保護者にも働きかけて家族全体の食習慣を変えていくことができればなおよい。

肥満のある子どもでは運動量が少ないことが多い。軽度の肥満では外遊びの機会を増やすなど、運動習慣を変えることで肥満が改善されることもある。

肥満

子どもの肥満は年齢別、身長別に設定された標準体重に対する肥満度によって判定する。

肥満度＝(実測体重－標準体重)／標準体重×100(％)

幼児では肥満度15％以上は太りぎみ、20％以上はやや太りすぎ、30％以上は太りすぎと判定する。乳児には肥満度は使用せず、症候性肥満以外は経過観察でよいとされている。

(3) 便秘

　食事内容、食事量、水分摂取不足、食習慣、朝食欠食などが便秘に影響しやすい。幼児では排便の失敗を叱るなどの不適切なトイレットトレーニングにより、排便を我慢して便秘になることもある。便秘が食欲不振や嘔吐などを引き起こすこともある。便秘気味の子どもには、食餌療法はもとより、適切な運動も有効である。

4　慢性疾患により特別な食餌療法が必要な子どもへの対応

　慢性疾患には、治療上で日常的な食餌療法が必要な場合がある。代表的な疾患に関する具体的な食餌療法について述べる。いずれの疾患についても、子どもの状況について保護者と常に情報を共有して適切な対応を行い、疾患をコントロールすることにより、子どもの生活の質(QOL)の向上や健常児と同等の成長・発達が期待できる。

(1)　糖尿病

> **1型糖尿病**
> インスリンは膵臓から分泌されるホルモンで、血糖値を下げる働きをしている。このインスリンの絶対的または相対的不足により発症するのが1型糖尿病で、肥満と関連して発症する2型糖尿病とは異なる。自己のインスリン分泌能に応じて、不足分のインスリンを注射で補う、強化インスリン療法が治療の基本となる。

　子どもの糖尿病で問題となるのは、**1型糖尿病**である。1型糖尿病では、年齢・性別・運動強度により「日本人の食事摂取基準」で算定されたエネルギー摂取を基本とする。医師の指示により、食前や食後に血糖を測定し、インスリン注射量を調整する。事前に保護者と十分に相談し、厳密に実施する必要がある。

　食事摂取量不足や体調の変化によるインスリンへの反応性の違いなどにより、インスリンの作用が強すぎると、副作用として低血糖(血糖値 60mg/dl 以下)をきたす。低血糖時の症状には頻脈、ふるえ、無気力、だるさ、空腹感などがあるが、年少児では自分から症状を訴えることがむずかしい。低血糖が疑われる場合には、血糖測定を行い、直ちに糖分を経口摂取する必要がある。

　反対にインスリンの不足状態では高血糖となる。のどの渇き、

多飲多尿、全身倦怠感などが高血糖の症状であるが、年少児ではこれらについても自ら訴えるのは困難である。高血糖が進行すると糖尿病性ケトアシドーシスといわれる状態になり、意識障害やけいれんが起こることもある。

(2) 腎疾患

　慢性腎臓病やネフローゼ症候群などは、重症度や腎障害の程度により塩分制限および水分制限が必要となる。水分量は食事に含まれる水分も含めて1日の摂取量が決められるため、食事以外の飲水にも注意する。
　場合によってはたんぱく質、リン、カリウムなども制限される。薄味になることにより食欲が減退してしまうと、子どもの成長・発達に必要なエネルギー摂取が不足しやすくなるので注意が必要となる。

(3) 循環器疾患

　子どもの循環器疾患では、先天性心疾患が重要である。これは、生まれつきのさまざまな心血管系の異常により、循環動態が正常に機能しない状態である。そのために、心疾患のある子どもでは総エネルギー消費量が心疾患のない子どもと比べて多くなっている。また、病態により水分制限が必要な心疾患もある。

第2節　食物アレルギーのある子どもへの対応

　食物アレルギーは乳幼児に多い疾患であり、保育所においても給食の提供を中心に適切な対応が求められている。保育所の職員は誤食時の緊急対応も含め疾患について正しく理解することが必要である。

1 食物アレルギーとは何か

（1） 食物アレルギーの症状

食物アレルギーとは、特定の食物を食べたり触ったり、吸い込んだりした後に、**アレルギー**反応としてさまざまな症状が出現する疾患である。食物アレルギーの有病率は乳児で5〜10％程度と最も高く、年齢が上がると次第に減少し、幼児期では5％前後となり、学童期には1〜3％となる。保育所では1クラスに1〜2人は食物アレルギーの子どもがいることになり、子どもに関係する仕事に従事する者はどこかで必ず出会う疾患であるといえる。

食物アレルギーの症状は、局所的な蕁麻疹やかゆみ、顔面や唇の腫れ、咳・喘鳴や嘔吐・下痢などから、複数の臓器にまたがる症状が起こる**アナフィラキシー**まで多岐にわたる。表6-3に食物アレルギーで起こりうる症状を示す。その多くは即時型反応として原因食物摂取後2時間以内に現れるが、半日から翌日以降に遅発型、遅延型の症状が、単独または合併してみられることもある。皮膚症状は即時型反応の9割近くで認められ、呼吸器、粘膜（眼、鼻、口、のど）、消化器症状がそれに続く。アナフィラキシーショックのような重篤な反応を起こす場合もある。

> **アレルギー**
> 外敵からの生体防御のために備わっている免疫反応が、本来の対象（病原菌、ウイルス、カビなど）以外に、本質的には無害なものに過剰に反応して、生体にとって不利益な症状を誘発することがあり、これをアレルギーと呼ぶ。原因物質としては、ダニ、花粉、食物などが多い。

> **アナフィラキシー**
> アレルギーの症状が皮膚、呼吸器、消化器などの複数の臓器にわたり急激に出現する場合をアナフィラキシーという。特に血圧低下、意識障害などの重篤な症状が出現する場合を、アナフィラキシーショックと呼び、早急に適切な対応をしないと生命に関わることがある。

表6-3 食物アレルギーの症状

部位	症状
皮膚	かゆみ、あかみ、むくみ、蕁麻疹、湿疹
眼	結膜の充血・腫れ、かゆみ、まぶたの腫れ、涙
鼻	鼻水、くしゃみ、鼻づまり
口・のど	唇のはれ、口のなかの違和感・腫れ、のどのかゆみ・イガイガ感、のどのつまり、かすれ声
消化器	吐き気、嘔吐、腹痛、下痢、血便
呼吸器	咳、ぜーぜーする（喘鳴）、呼吸困難
神経	頭痛、元気がない、ぐったり、意識障害
循環器	血圧低下、脈が速くなる、手足が冷たくなる
全身性	アナフィラキシー（複数の部位に症状が現れる場合）、アナフィラキシーショック（血圧低下や意識障害をともなう重症の場合）

出典：大矢幸弘編監『子どものアレルギー——アトピー性皮膚炎・食物アレルギー・ぜんそく』文藝春秋、2017年、91頁。

（2）　食物アレルギーの原因食物

　原因食物は乳幼児では鶏卵、牛乳、小麦の順に多い。年長児になると、ほかにもナッツ類、魚卵類、果物類、甲殻類、魚類などがみられる。食物アレルギーの即時型反応により医療機関を受診した患者の平成26（2014）年の全国モニタリング調査（4,644例）の結果が表6-4である。ほかに、初発に関する結果によると、1〜2歳では魚卵（いくら）、落花生が多い。

2　保育所での食物アレルギー対応

　保育所においては食物アレルギーの子どもに対して正しい診断に基づく食物除去を行い、安全・安心な生活を提供することが重要である。保育所と保護者、医療機関が情報を共有して共通認識のもとに適切な対応をするために、保育所における**アレルギー疾患生活管理指導表**（食物アレルギー）の活用などが推奨されている（図6-1）。

（1）　正しい診断

　食物アレルギーの診断は、食物摂取により誘発される症状を根拠になされるべきものである。診断のための補助検査として血液検査（**抗原特異的 IgE 抗体**）や皮膚テストが行われることがあるが、検査結果が陽性という理由だけで食物アレルギーとは診断できない。

表6-4　即時型食物アレルギーによる受診者数

（　）内は件数

	0歳（1,366）	1〜2歳（1,395）	3〜6歳（948）	7〜17歳（662）	≧18歳（273）
1	鶏卵 53.9%	鶏卵 40.2%	鶏卵 22.8%	牛乳 16.6%	小麦 23.8%
2	牛乳 27.3%	牛乳 24.4%	牛乳 21.4%	鶏卵 15.7%	甲殻類 19.0%
3	小麦 13.7%	小麦 10.3%	小麦 11.9%	果物類 11.3%	果物類 17.2%
4		魚卵類 6.3%	落花生 10.9%	小麦 11.0%	魚類 9.2%
5		落花生 5.4%	魚卵類 7.0%	落花生 10.1%	
小計	94.9%	86.6%	74.0%	64.7%	69.2%

注：各年齢群で5%以上を占める原因食物を示した。また、小計は各年齢群で表記されている上位食物の頻度の集計である。

出典：消費者庁「平成27年度食物アレルギーに関連する食品表示に関する調査研究事業報告書」2016年、3頁。

アレルギー疾患生活管理指導表

　アレルギー疾患を有する保育園児が保育所の生活で特別な配慮や管理が必要な場合に、主治医から保育所へ情報提供を行い必要な対応を依頼するために作成するものであるとして、厚生労働省よりガイドラインが示されている。アレルギー疾患として、食物アレルギー、気管支喘息、アトピー性皮膚炎、アレルギー性鼻炎、アレルギー性結膜炎が含まれる。

抗原特異的 IgE 抗体

　免疫グロブリンという免疫機能にたんぱく質のうち、即時型アレルギー反応に関与するものがIgE 抗体である。アレルギーの原因物質（抗原、アレルゲン）ごとに産生され、抗原特異的に反応してアレルギー症状を誘発する。血液中に微量に存在し、アレルギーを診断する検査として測定されることが多いが、検査が陽性である（感作されている）場合でも必ず症状が誘発されるとは限らないので、結果判定には注意が必要である。

第6章　特別な配慮を要する子どもの食と栄養

❶アトピー性皮膚炎との合併では皮膚の治療も大切

食物アレルギー患者の多くが**アトピー性皮膚炎**を合併しており、両者は深く関係していることが明らかになってきた。アトピー性皮膚炎の症状が重いと皮膚症状が出やすく、食物アレルギーが治りにくくなる。また湿疹部位は皮膚バリア機能障害があるため新たな食物アレルギー発症の原因にもなりやすいことがわかっている。食物アレルギーを治すには、まず**アトピー性皮膚炎の治療**から始めることが重要である。

❷食物アレルギーは自然寛解しやすい

食物アレルギーは成長とともに自然に治ることが多いという特徴がある。乳児期に発症した食物アレルギーは3歳になるまでに半数近く、小学校入学までには8割程度が自然に治る（自然寛解）。一度食物アレルギーと診断され除去している食物でも、成長して耐性を獲得している可能性がある。自然寛解を見逃さないためにも、2歳頃まででは6か月ごと、3歳以降では1年ごとを目安に定期的に再評価をすることが推奨される。

（2）　除去食

❶保育所におけるアレルギー疾患生活管理指導表

治療の中心となる食餌療法の基本は、「正しい診断に基づいた必要最小限の食物除去」である。以前は鶏卵アレルギー患者に鶏肉や魚卵まで除去指導するなどの「過剰な食品除去」が行われていたが、最近では実際に症状が誘発されるもののみの除去が推奨されている。また**食物アレルギー発症予防**のために食物摂取を避けても効果がないことが明らかになっている。

実際には、医療機関からの指示書をもとに、アレルギー疾患生活管理指導表（図6-1）などを活用し、保護者と保育所で具体的な献立に基づいて個別に除去食の相談をする。

乳児期のミルクアレルギーでは、アレルギー用調製粉乳が必要となる。重症度により使用するミルクの種類が異なるので注意を要する。

原因食物の除去では、食材に注意するだけでなく調理や配膳の際の混入などにも配慮が必要となる。また加工食品も原材料にアレルギー物質が含まれていないかをよく確認する。保育所

アトピー性皮膚炎
皮膚にかゆみのある湿疹が改善や悪化を繰り返して慢性的に現れる疾患で、多くは遺伝的にアトピー素因がある（家族や本人がアレルギー疾患をもつ、またはIgE抗体が高い）。乳児期から幼児期に有病率が高い。以前は乳幼児のアトピー性皮膚炎は食物が原因ではないかとされた時期があったが、最近では生来の皮膚のバリア機能異常のほうが重要だと考えられている。

アトピー性皮膚炎の治療
適切な治療によりかゆみや湿疹などの症状がない状態を維持し、ほかの子どもと同じ生活を送ることが可能である。治療には①スキンケア（皮膚の清潔と保湿）、②原因・悪化因子の除去（個々の患者で異なる）、③薬物療法（ステロイド外用剤を中心とする抗炎症治療）を組み合わせて行うことが必要である。

食物アレルギー発症予防
以前は食物アレルギーの発症予防のために、妊娠中や授乳中の母親が特定の食物の摂取を除去したり、子どもの離乳食の開始を遅らせたり特定の食物を除去したり、ということが進められた時代もあった。しかし最近ではこのような「予防のための除去」は、食物アレルギー発症予防効果がないどころか、逆に発症を増やすことがあるということが明らかになってきた。

図6-1　保育所におけるアレルギー疾患生活管理指導表（食物アレルギー）

病型・治療	保育所での生活上の留意点	記載日　年　月　日

病型・治療

A. 食物アレルギー病型
1. 食物アレルギーの関与する乳児アトピー性皮膚炎
2. 即時型
3. その他（新生児・乳児消化管アレルギー・口腔アレルギー症候群・食物依存性運動誘発アナフィラキシー・その他（　　　））

B. アナフィラキシー病型
1. 食物（原因：　　　　）
2. その他（医薬品・食物依存性運動誘発アナフィラキシー・ラテックスアレルギー・昆虫・動物のフケや毛）

C. 原因食品・除去根拠
該当する食品の番号に○をし、かつ〈　〉内に除去根拠を記載

［除去根拠］　該当するものすべてを〈　〉内に番号を記載
①明らかな症状の既往
②食物負荷試験陽性
③IgE抗体等検査結果陽性
④未摂取

1. 鶏卵　〈　〉
2. 牛乳・乳製品　〈　〉
3. 小麦　〈　〉
4. ソバ　〈　〉
5. ピーナッツ　〈　〉
6. 大豆　〈　〉
7. ゴマ　〈　〉
8. ナッツ類*　〈　〉　（すべて・クルミ・カシューナッツ・アーモンド・　　）
9. 甲殻類*　〈　〉　（すべて・エビ・カニ・　　）
10. 軟体類・貝類*　〈　〉　（すべて・イカ・タコ・ホタテ・アサリ・　　）
11. 魚卵*　〈　〉　（すべて・イクラ・タラコ・　　）
12. 魚類*　〈　〉　（すべて・サバ・サケ・　　）
13. 肉類*　〈　〉　（鶏肉・牛肉・豚肉・　　）
14. 果物類*　〈　〉　（キウイ・バナナ・　　）
15. その他　〈　〉　（　　　　）
［＊は（　）内の該当する項目に○をするか具体的に記載すること］

D. 緊急時に備えた処方薬
1. 内服薬（抗ヒスタミン薬、ステロイド薬）
2. アドレナリン自己注射薬「エピペン®」
3. その他（　　　　）

（左欄外）　アナフィラキシー（あり・なし）　食物アレルギー（あり・なし）

保育所での生活上の留意点

A. 給食・離乳食
1. 管理不要
2. 管理必要（管理内容については、病型・治療のC. 欄及び下記C. E欄を参照）

B. アレルギー用調整粉乳
不要
必要　下記該当ミルクに○、又は（　）内に記入
ミルフィーHP・ニューMA-1・MA-mi・ペプディエット・エレメンタルフォーミュラ・その他（　　　　）

C. 除去食品においてより厳しい除去が必要なもの
病型・治療のC. 欄で除去の際に、より厳しい除去が必要となるもののみに○をつける
※本欄に○がついた場合、給食対応が困難となる場合があります。該当する食品を使用した料理については、

1. 鶏卵：　卵殻カルシウム
2. 牛乳・乳製品：　乳糖
3. 小麦：　醤油・酢・麦茶
6. 大豆：　大豆油・醤油・味噌
7. ゴマ：　ゴマ油
12. 魚類：　かつおだし・いりこだし
13. 肉類：　エキス

D. 食物・食材を扱う活動
1. 管理不要
2. 原因食材を教材とする活動の制限（　　）
3. 調理活動時の制限（　　）
4. その他（　　）

E. 特記事項
（その他に特別な配慮や管理が必要な事項がある場合には、医師が保護者と相談のうえ記載。対応内容は保育所が保護者と相談のうえ決定）

記載日　年　月　日
医師名
医療機関名
電話

出典：厚生労働省「保育所におけるアレルギー対応ガイドライン」2019年、7頁、保育所におけるアレルギー疾患生活管理指導表より抜粋。

第6章　特別な配慮を必要とする子どもの食と栄養

表6-5 　保育所における食物アレルギー対応の注意点

給食での除去食	献立表の確認（保護者）
	アレルギー食対応の単純化
	加工食品の原材料表示の確認
誤食の回避	調理場での混入に注意（調理器具、調理員、飛沫など）
	配膳時のチェック（個別の食札、違った色のトレイなど）
	食事中の監視（他児との接触、食べこぼしなど）
緊急時対応	緊急時の対応・手順の確認
	アドレナリン注射薬、頓服薬の保管・管理
	職員全体での情報の共有
生活への配慮	食材との接触、吸入の回避（牛乳パック、小麦粉粘土など）
	食材を使用する行事での対応（調理実習、豆まきなど）
	心理的・社会的負担への配慮

作成：成田

における食物アレルギー対応で注意すべき点を表6-5に示す。職員全体で情報を共有することが重要である。

❷アレルギー食対応の単純化

　食物アレルギーでは同じ食物でも摂取量や加熱、調理方法の違いなどにより症状の出現が異なることがある。例えば鶏卵などは加熱によりアレルギー性が大きく減弱するため、十分に加熱されたゆで卵は摂取可能でも、加熱程度の低いスクランブルエッグでは症状が出現する場合も多い。また乳成分入りのパンは食べられるが、牛乳を飲むと症状が誘発されることもある。このような患者の場合、家庭では、「症状が出ない範囲での必要最低限の除去」を行っている。しかし重症度の異なる患者への個別対応は保育所では煩雑で、誤食の原因にもなりうる。そのため保育所では安全性を優先し個々の食物に対しては「完全除去」とすることが推奨されている。

（3）　緊急時対応

　食物アレルギーの対応ではどんなに注意していても、誤食を完全に避けることはできない。むしろ誤って食べた場合を想定して準備をしておくことも必要である。

　アレルギー症状は個人差が大きいため個別に対応を準備する。軽症であれば**抗ヒスタミン剤**の内服または無治療で自然軽快するが、アナフィラキシーが起こったときにはエピペン®筋

抗ヒスタミン剤

　皮膚のかゆみ、あかみ、蕁麻疹などに有効であるが、アナフィラキシーなどの重篤な症状への効果は限定的である。眠気などの鎮静作用が出るものもあるが、アレルギーの症状としての眠気や意識障害との区別が必要である。効果発現まで内服して30分から1時間を要する。

肉注射などの迅速な対応が必要となる（写真 6-1、6-2）。

エピペン®筋肉注射は患者本人または家族が行うことが原則であるが、保育所においては緊急時に職員が注射できるように準備すべきである。

> **エピペン® —アナフィラキシー時の自己注射薬**
>
> アナフィラキシーに最も効果がある治療はアドレナリンの筋肉注射で、急速に進行する場合には発症直後に投与する必要がある。医療機関受診前にアドレナリンを自己注射するための処方薬がエピペン®である。注射直後から血圧上昇、血管収縮、喉頭浮腫軽減、気管支拡張などの効果がみられるが、約20分程度で代謝されるため効果が消失する。エピペン®を注射して症状が改善しても、使用後には必ず病院を受診する必要がある。
>
> エピペン®は体重により 0.15mg 製剤（体重 15kg～30kg 未満）、0.3mg 製剤（体重 30kg 以上）の2種類があり、1回使いきりの薬剤である。エピペン®は太もも外側部分に筋肉注射する。衣服の上からでも注射することができる。

写真 6-1　エピペン®注射液 0.15mg

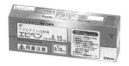
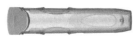
▲携帯用ケース

▲製品（エピペン®注射液）0.15mg

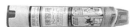
▲練習用エピペン®トレーナー

写真 6-2　エピペン®の使い方
太ももの前外側に注射する

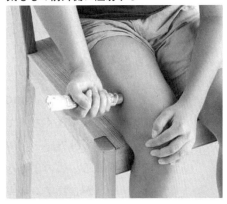

出典：マイラン製薬株式会社「教職員・保育士・救命救急士の皆さま」エピペン®画像素材。
https://www.epipen.jp/teacher/index.html

3 食物アレルギーのある子どもの生活への配慮

　除去食や緊急時の対応以外でも、食物アレルギーの子どもが食物アレルギーのない子どもと変わらない安全・安心な保育所生活を送ることができるような環境を整え、子どもを含む家族の生活全体の質の向上にも配慮する。

❶日常の集団生活での注意

　食物アレルギー対応では食事中の誤食の予防など日常生活のなかで注意すべき点も多い(表6-5)。一般の子どもの食事にはアレルギーの原因食材が含まれる。年少児は手づかみで食べたり、食べこぼしをしたりすることも多いが、原因食物との間接的な接触でも症状が誘発される可能性がある。

　食物との接触は食事の時間に限らない。工作などで牛乳パックや小麦粉粘土などを使うことがあるが、アレルギーがある子どもは避けるべきである。このほか調理実習、特別行事、野外行事などで原因食物に接触する可能性があるときには、配慮が必要となる。事前に保護者と責任者が面談などを通じて相談しておく。

❷心理的社会的負担感、疎外感への配慮

　食物アレルギーをもつ子どもがある程度の年齢に達すると、自分が家族・きょうだいやほかの子どもたちと同じ食物を食べられないことに気づくようになる。子どもにも年齢に応じて食物アレルギーのことを説明して自覚をもたせ、「ほかの人からもらったものは、勝手に食べてはいけない」などを日ごろから教えておく。

　しかし食物に対して慎重になりすぎると、食事そのものが楽しくなくなってしまう。また食物アレルギーが原因で周囲からの疎外感・劣等感を感じたり、いじめられたりすることさえある。このような心理的な負担を軽減するためには、周囲の人々が食物アレルギーのことを正しく理解して支援することが必要である。

❸保護者への配慮

　食物アレルギーの子どもの保護者は、家庭での除去食の準備

や食材の調達など手間や時間、経済的な負担が日常的に必要となる。それ以外にも誤食時の不安、長期的な予後への心配、家族での行動（外食など）の制限、アレルギーがないきょうだいの食事への制限、子どもに対する罪悪感など、心理的な負担もかかえている。このような保護者の悩みについて相談を受けたり、情報を共有したりといった支援も重要である。またほかの保護者に食物アレルギーについて説明し理解を求めることも有用である。

第3節　障害のある子どもへの対応

1　障害の特徴と食生活

障害がある子どもが個々の特性に応じた発育、発達に沿って健康を維持増進させ、地域や家庭でその人らしく、明るく楽しい生活を営むためには、食生活を豊かにするとともに、適切なエネルギーや栄養素をとることは必須である。そのためには、個々の特性を理解し、それに合わせたていねいな支援をすることが重要である。

（1）　障害種別と身体的特徴

障害の種類を大きく分けると、身体障害と知的障害、発達障害に区分される。障害のない子どもよりも年齢に対して低身長、低体重の子も多く、標準値を参考にすることはむずかしい。身長と体重のバランス（カウプ指数）などの評価のほうが管理しやすい。骨格や筋肉量、活動なども個人差が大きいので、個人の成長をみながら体調管理も含めた栄養管理が必要である。

❶身体障害
身体障害は聴覚障害、視覚障害、音声機能・言語機能障害、肢体不自由、心臓・腎臓障害に分けられる。障害の部位や程度

によって特徴が異なり、日常生活の身体活動にも差が生じる。

1)視覚障害

先天的または幼少時より視覚経験がないため、食品や食べ物が理解しにくい。料理前の食材を触ったり嗅いだり、食事づくりや献立名など料理や食材を認識できる支援が必要である。食事マナーなど模倣がむずかしいため習得しにくく、毎食の食事の機会のなかで、繰り返し支援していくことが求められる。身体活動の低下からエネルギー消費量が少ないこともある。

2)聴覚障害

言葉からの食品などの理解がむずかしく、視覚などを利用した支援が必要である。視覚障害と同様、食事づくりなどによって食材名や食材の変化などを認識できるような支援が求められる。

3)肢体不自由

肢体不自由児は、上肢、下肢または体幹の機能に障害があり、日常生活活動は個人差があるため、食事の摂取状況と消費や成長の把握を行ったうえで必要なエネルギー量と栄養素を考える必要がある。口腔機能に問題がある場合は、食べやすい食形態、または口腔機能の発達を促す支援を行う。自力摂取がむずかしいことも多く、自助具や介助の工夫も必要である。また水分不足、便秘の場合もあるため注意する。

4)重症心身障害

重症心身障害児は、重度の知的障害と肢体不自由が重複している。心身の発育・発達の遅滞が著しいことが多く、原疾患により個人差が大きい。口腔機能の発達に問題がある場合、食べやすい食形態にする。腹筋の発育不足、抗けいれん剤服用の副作用に、食事摂取量の不足、食物繊維の不足、水分不足から便秘になりやすい。食べる時間が長時間になる場合は、少量で高エネルギーであり、必要な栄養素の高栄養になるものを利用し、必要な栄養素が効果的に摂取できるようにする。

❷知的障害

知的障害児は、先天的または出生後の早期に受けた脳障害などによって知的能力の発達が平均以下で、言葉や自己管理など適応機能に制限のある状態をいう。**ダウン症**については、個人差があるが、内臓奇形、精神運動発達や口腔機能の遅れなどが

ダウン症
21番目の染色体が過剰（21トリソミー）になったことから起きる染色体異常。特徴的な顔貌・体型や精神遅滞・運動発達遅滞に加えて、先天性心疾患、腸管系の奇形、斜視・白内障、難聴、頸椎不安定症、てんかんなどの合併症がある。

みられる。口腔機能にあった適切な支援をしないと、咀嚼・嚥下方法の習得はむずかしく、丸のみなど誤学習しやすい。筋緊張が低下しているため、必要エネルギー量が低く、学童期以降は生活習慣病を生じやすい。

❸発達障害

発達障害には、自閉症、**学習障害、注意欠如・多動症（AD/HD）**などが含まれる。自閉症については、食物嗜好の制限、テクスチャーに対する過敏性、食べ物の口腔内貯留、むら食い、異食などの摂食障害が多く認められる。食生活全般を把握し、特性や偏食の原因を理解しながら安心できる環境をつくり、少しずつ改善にむけて変化させていく。

2　障害のある子どもの食生活の実際

(1)　必要エネルギー量の違いによる問題への対応

障害のある子どもは、年齢に対する必要なエネルギー量が一般と比べて少ないことが多い。肢体不自由児においては、生まれながら骨格や筋肉量、運動量が違うため、個人差が大きい。筋緊張の低い子どもは、必要なエネルギー量が少ないことが多く、太りすぎないように注意する。反対に筋緊張の高い子どもは、必要エネルギー量が多いため、十分に栄養を摂取できるように配慮する。

体重管理については、幼児期は、体格指数：カウプ指数＝体重(g)÷［身長(cm)］^{2} ×10 を目安にする（標準は 15〜19）。しかし、発達支援を要する子どもの場合は、成長の遅れなど個人差が大きく、筋肉量が少ない場合もあり判断がむずかしい。成長曲線を作成し、カウプ指数、活動量、感染等、体調面などに配慮しながら、栄養管理をすることが望ましい。重症心身障害児のエネルギー必要量は、「食事摂取基準」の数値とかなり違うことも多く、給食などのエネルギー量が多すぎて、肥満を招くこともある。表6-6 などの算出方法も参考となる。

学習障害

読む、書く、計算するが年齢や知的能力、教育の程度から期待されるものよりかなり低いものを指し、聞く、話す、推論する能力の障害を含む。中枢神経系に何らかの機能障害があると推定され、視覚、聴覚、知的、情緒などの障害や環境的な要因が直接の原因となるものではない。

注意欠如・多動症（Attention Deficit/Hyperactivity Disorder：AD/HD）

注意集中の困難、多動性、衝動性、興奮のしやすさがあり、これらの症状が 6 か月以上持続し、日常生活に支障をきたし、かつ、発達段階に不相応なこと、7 歳以前に出現し、家庭と学校などの 2 か所以上の場所でみられ、精神疾患によるものではないもの。

第6章　特別な配慮を要する子どもの食と栄養

表 6-6　重症心身障害児のエネルギー所要量

1日のエネルギー所要量(kcal) = 10/9 ×基礎代謝量×(1＋生活活動指数)
基礎代謝量＝基礎代謝基準値(別表)×体表面積×24×0.85　0.85は重症児の補正値 　　　　　体表面積(m²) ＝√(体重 kg×身長 cm)/60
生活活動指数　　歩行：0.18　いざり可能：0.13 　　　　　　　　ベッド座位：0.08　寝たきり：0.05 　　これに体重増加指数　(2〜14歳：0.02　15〜16歳：0.01)を加える

体重表面当たり基礎代謝量基準値(kcal/m²/hr)

年齢	1歳未満	1〜	2〜	3〜	4〜	5〜	6〜	7〜	8〜	9〜	10〜	11〜
男	48.7	53.6	56.2	57.2	56.5	55.1	52.9	51.1	49.3	47.5	46.2	45.3
女	48.4	52.6	55.1	55.6	54.0	51.6	49.5	47.6	46.2	44.8	44.1	43.1

年齢	12〜	13〜	14〜	15〜	16〜	17〜	18〜	19〜	20〜	30〜	40〜	50〜
男	44.5	43.5	42.6	41.7	41.0	40.3	39.6	38.8	37.5	36.5	35.6	34.8
女	42.2	41.2	39.8	38.1	36.9	36.0	35.6	35.1	34.3	33.2	32.5	32.0

出典：平沢恭子「神経・精神　脳性麻痺および重症心身障害児」『小児食事療法マニュアル』小林昭夫・早川浩編、金原出版、1995 年、201〜202 頁を一部改変。

(2)　障害のある子どもの口腔機能の発達

　発達支援を要する子どもは、運動機能や認知機能の制限のため、摂食機能の獲得に時間を要したり、咀嚼の発達と嚥下の発達にばらつきがあることも多い。しかし、離乳食は月齢で進められることがほとんどであるため、丸のみや偏食、拒食になる場合もある。月齢で判断するのではなく、口腔機能の発達に合わせた食事内容の工夫と摂食時の支援が求められる(表 6-7)。

❶離乳食初期に配慮すべき点

　一般的な離乳食を開始する際、食材のとろみを利用したペースト状を食べさせるがことが多い。しかし口腔機能に問題のある子どもにとっては、飲み込みがむずかしいことが多く、離乳食が進まない、もしくはいやがるようになることがある。このような場合は、液状に近いペースト状で進めてみる。

　なお、液状に近いペーストがむせたり、まとまりがない離乳食で飲み込みがむずかしい場合は増粘剤を利用するとよい。すり鉢でつぶすとざらつきや繊維が残り、口腔機能の弱い子どもにとっては送り込みや飲み込むことがむずかしい場合が多い。きめが細かく仕上がるミルサーなどを使用すると食事量が増え

表 6-7　摂食障害児に適する食品の目安

食品群	食べやすい食品と調理法	食べにくい食品と調理法
穀類	かゆ、パン(牛乳などの水分を含ませる)、パンがゆ、フレンチトースト、うどん・そば(軟らかく煮込む)、そうめん・冷や麦(寒天液に流し固める)、マカロニ、スパゲティ	米飯、赤飯、もち、ビーフン
いも類	里芋、さつまいも、じゃがいも(煮る、マッシュにする、スイートポテトなど)、山芋(すりおろして出し汁で割る)	こんにゃく、白滝
種実類	すりゴマ、練りゴマ、ゴマ豆腐、ピーナッツバター、栗(甘露煮、マッシュ)	炒りゴマ、銀杏、アーモンド、ピーナッツ、きなこ
豆類	豆腐(絹・木綿)、大豆、小豆、うずら豆、いんげん豆、金時豆(軟らかく煮含める、皮が気になる場合には裏ごしする)	生揚げ、油揚げ、がんもどき、凍り豆腐、おから
魚介類	身が軟らかい魚(かれい、ひらめ、銀だら、むつ、鮭、さわら、おひょう、メルルーサ、たら)、脂の多い魚(ぶり、はまち、さば、さんま、まぐろ)を煮魚にする、うに、いくら	脂の少ない魚(かつお)、干物魚、練り製品(かまぼこ、ちくわ)、イカ、タコ、貝類
肉類	ひき肉(牛肉、豚肉、鶏肉)、レバーペースト	ハム、ベーコン、ウインナー、焼き豚、焼き物、揚げ物
卵類	生卵、温泉卵、卵豆腐、茶わん蒸し、ポーチドエッグ、スクランブルエッグ(半熟状)、プリン	卵焼き、固ゆで卵
乳製品	ヨーグルト、乳酸菌飲料、アイスクリーム、ミルクセーキ、カスタードクリーム、ポタージュ、グラタン、ホワイトソース、牛乳	
野菜類	根菜(大根、かぶ、とうがん、ニンジン、カボチャ、ほうれん草、白菜、ブロッコリー、キャベツ)、葉類(葉先)を軟らかく煮る、ゆでる、蒸す	たけのこ、ごぼう、れんこん、香りの強い野菜、乾燥野菜、生野菜サラダ、漬物
きのこ		しいたけ、えのき茸、しめじ
海藻類	のり佃煮、もずく(雑炊)	のり、わかめ、昆布、ひじき、削り昆布
果実類	バナナ、桃、メロン、りんご(すりおろし)、いちご、キウイフルーツ、みかん・オレンジ・伊予柑など甘味のある柑橘類(つぶす、ジュース、ゼリー、ジャム)、りんご・梨(コンポート)	パイナップル、酸味の強い柑橘類(夏みかん、八朔、グレープフルーツ)

出典：全国重症心身障害児(者)を守る会編『重症児のための楽しい食事への招待』中央法規出版、1997年、64頁を一部改変。

るることが多い。味覚過敏がある場合は、好みの味を把握し、味を白湯などで少し薄めるなど徐々に変化させるとよい。

❷離乳食中期によくある問題

舌でつぶせる固さの形状のものを食べたとき、舌の動きが不十分なため、丸のみなど不適切な食べ方になりやすい。また、刻んだり、つぶしたりしたものを食べるときに、粒を口の中でまとめられず、離乳食が進まない、もしくは食べやすいもののみを選ぶなどがみられる。食べやすいように、ムース状にするか、圧力鍋を使用して、舌でつぶれる形状をつくるか、軟らか

くしたものを刻んで、増粘剤や片栗粉で粒をまとめるように調理するとよい。

❸離乳食後期によくある問題

生後9〜10か月になると歯ぐきで噛める固さの離乳食を咀嚼しはじめるが、口腔機能に一般的な発達がみられず、そのため、うまく食べられない、丸のみや拒食、偏食がみられる場合がある。口腔機能の状態がさまざまなので、一人ひとりの状態に合わせた支援が必要となる。

1）舌が左右に動かない場合

口の中に食べ物が入ると舌が左右に動き、食べ物を歯のほうに運び咀嚼の動きが出はじめるが、舌が左右に動かず、離乳食中期にみられる押しつぶしの舌の動きになることがある。このような場合には、介助者が食材をガーゼに入れて咀嚼させるなど、舌を左右に動かす練習や、舌の動きのでる方法をとっていく。

2）咀嚼力が弱い場合

咀嚼は行うが、咀嚼力が弱く、すりつぶしの動きをした咀嚼ができない場合がある。うまく噛めていない食材をガーゼに入れて咀嚼練習等をするとよい。

3）歯の上に食物を保持できず咀嚼できない場合

歯の上に長く保持できず1〜2回噛んですぐに飲み込んでしまう場合がある。これには、食べるのが好きで、噛みながら次のものを食べたくなる場合と、咀嚼力に適さない固さのものを食べたため、大きな形状のまま飲み込む場合がある。前者は一口ずつ食材を皿に入れながらゆっくり食べる習慣をつける。後者は介助者が食材をガーゼに入れて咀嚼練習等を行い、危なくない食材を介助者が箸や手で歯の上にのせながら食べさせるなど、咀嚼の動きの出る方法を行っていく。なお、離乳食を進めるときは、口腔機能に合った食形態で、ある程度の量をしっかりとれるようになってから、次の段階に進めることが望ましい。

（3） 障害のある子どもの偏食
....

自閉症児など、感覚の偏り・想像力の制限がある子どもの場合、拒食や偏食になることがしばしばみられる。偏食に関して

特別な介入は控えるべきであるという考えもある。しかし、偏食によって、メニューの制限や食べる楽しみの制限、栄養素の偏りや肥満にもつながってくる。偏食の改善については、子どもの感覚・発達・食行動などの分析を行い、それぞれの子どもの状況に合わせたていねいな対応をすることで明らかに変化がみられる。

❶感覚過敏による偏食

感覚がとても敏感で生活に不便があることを感覚過敏という。聴覚過敏は特定の音が苦手、必要な音と不必要な音を無意識に分別し難い場合があり、イヤーマフを利用する、早めに食事に入るなどの配慮が必要なこともある。

触覚過敏は、特定の触感のものが苦手だったりその触感のものでないと食べられない場合は、好みの触感のものを提供し、少しずつ変化させるとよい。視覚過敏の場合は見たいと思うものを分別できず、食事に集中できないので、余分なものは見えないような工夫が必要である。

嗅覚過敏は、特定のにおいが苦手で、部屋に入ることができないことがある。そのようなときは、かすかににおうような食品から少しずつにおいにならしていく。味覚過敏は、通常より味を強く感じてしまうので、薄める、好みの味に変えるなど、安心してから少しずつ味を濃くしていくとよい。

❷感覚鈍麻による偏食

感覚が鈍麻な場合は、刺激を感じにくく、強い刺激を求めることが多い。味が濃い、甘い、温かい、冷たいなどはっきりしていないと食事を摂取できないことがある。刺激を少しずつ減らしていくとよい。

❸イマジネーションの障害による偏食

私たちは、通常口に食べ物を入れるとき、何の食材でどんな味、固さ、温度かなどを想像して口に入れている。

しかし、料理によって食材の切り方が、また調味料によって色や味が変わったりすると、イマジネーション(想像力)の障害により、食べられる食材や料理が違うものとして見えてしまうことが、偏食の原因と思われる。同じパッケージの商品や同じ

店の料理などを好むことが多いのは、視覚的にわかりやすいことが理由であると推察される。

❹偏食に対する支援

1）偏食の支援のグループ分け

偏食に対して、感覚の調整以外に子どもの状況に合わせて次の3つのグループに分けて支援すると偏食が改善されることが多い（表6-8）。

　　ア　感覚で選ぶ

　　イ　形態で判断

　　ウ　慣れたものを食べる

2）水分のとり方の支援

水分がジュースやミルクでないととれない、本人の気分でむらがある場合などは、水分でエネルギーをとっているため、偏食がなおりにくいことが多い。水やお茶などを安定して十分とれるようになることは、偏食の改善には重要である。ただし、急激な変化は子どもを不安にさせるため、わかりやすい容器を用い、少しずつ薄めていくなど変化させる必要がある。排便する力が弱いことも多いので、便秘の場合は水分量の確認も必要

表6-8　自閉症児などのグループ分けと対応と特徴

	子どもの摂食状況	対応	特徴
グループ1 感覚で選ぶ	揚げ物やスナック菓子を好む。触って食べるものを決めることが多い。温度、味の濃さなど刺激の強いものを好む。視線が合わないことが多い。	給食の食材を揚げるなど食べられるものを提供し、好みの食感・触感・味・温度・色・匂いに変える。感覚に合わせて少しずつ普通食に近づくように変化させながら食べすぎるものを減らす。	・知的障害が重度 ・感覚的遊びの段階 ・口腔内過敏が強い
グループ2 形態で判断	千切り、粒々など好みの形状で選ぶことが多い。好みの味付けがある。少しずつ食べる傾向あり。	千切りにするなど、切り方やこだわりを生かした好みの形態にする。好みの味付けや好みの調味料をかけることで食事がすすむこと多い。同時に食べすぎるものを減らす。	・知的障害が中度 ・こだわりが強い傾向
グループ3 慣れたものを食べる	食べた記憶のある食材、料理のみを食べる。調理法で色や形の変化しにくいものを好む。パッケージで決めることが多い。	家で食べるものを復元する。食材をわかりやすくする。好きなものとひきかえ食べられるものを増やす。同時に食べすぎるものを減らす。	・K式発達検査において認知適応が2歳を超えたものが多い ・視覚優位で予測のつき難さがある

注：環境に影響を受けるグループは好みの環境に合わせながら通常の環境に少しずつ慣らしていく。

出典：藤井葉子・山根希代子「自閉症における偏食、食行動異常を含む食事の問題への対応」『小児の精神と神経』第55巻2号、日本小児精神神経学会編、日本小児精神神経学会、2015年、144頁を一部改変。

である。

3) 食材はわかりやすく、食材を覚えられるような支援

食材が混ざった料理や汁に入ったものなどは食べられる食材でもわかりにくく、食べられないことが多い。

混ざったものを食材ごとに分けて盛り付けるとわかりやすくなり、食べることができる場合もある。また、食材を絵や写真カードで説明することで名前を覚えられ、安心して食べる場合もある。

4) 食具を使わず手で食べてしまう場合の支援

食材がわかりにくい場合やより分けにくい場合は、手で食べてしまうことも多い。手の感覚で安心して食べられることもあるので、食具操作は、本人が好きな食材で練習を行うほうがよい。

5) 果物が食べられるようになる支援

果物は汁を絞って口に少しつけることから、徐々に量を増やして味に不安がなくなると食べられるようになる。紙パック入りやミキサーでつくったジュースなどは、果物そのものと結び付きにくく、食べることにつながりにくい。

6) ふりかけご飯、ジュースなど味の濃いもの、熱いものや冷たいものを好む場合の支援

白いご飯やお茶が苦手、または熱くしたり冷たくしたりしないと飲めないなど刺激を求める場合は、食生活全体の味や温度などの刺激を少しずつ変化させていくと、改善することが多い。

7) ほめられることがうれしいと感じるようになった子どもへの支援

意思の疎通が少しでき、ほめられるとうれしい気持ちが芽ばえてきたら、苦手なことを少しがんばる経験も必要である。食材がどのようなはたらきをするかがわかるような絵や、がんばれたらシールや花丸などをつける表、数字が好きな子どもには、がんばって食べたものを①ごはん、②ニンジンなどのように書くこともよい。これらを利用することで、人や場所が変わっても安心して食べらる場合が多い。

8) 他人のものを食べてしまう場合の支援

自分のものと他人のものの区別ができない場合や、家庭でも親の食事を与えてしまっていると、他人のものを食べてしまうことがある。トレイやランチョンマットのように、自分と他人

のものを区別しやすくする工夫や、他人のものを食べてはいけないことを伝えることが必要である。

9）その他の支援

クッキング：畑で採ったものなどの皮をむいたり、切ったり、簡単な調理を行うことは、調理による形態変化を知り、食材への愛着がわき、食材に親しむきっかけになる。

お手伝い、当番：苦手な感触のものを触ったり、役割をもちほめられる経験を重ねることで自信をもつ機会になる。

（4） その他の食事の問題

❶異食

食べ物以外のものを口に入れたり、飲み込んだりする習慣のため、健康に危害をもたらすことがある。このような場合は、口に入れられるものに変えるなど、わかりやすいルールや対応の工夫を行うとよい。

❷過食

いくら食べても満足せず、怒ったり、冷蔵庫を荒らしたりするなど、食欲のコントロールがむずかしいときは、冷蔵庫に鍵をかけ、視覚的にないことがわかるようにすることが必要である。

❸食行動

離席、盗食、マナーなどに問題がある場合は、食事を片付けるなど、不適切な行動であることを伝えるために、適切な行動をわかりやすくすることが必要である。また、空腹でない場合や食べられるものがないために離席する場合もあるので、食べられる環境をつくることも必要である。

❹反芻と嘔吐

反芻や嘔吐を繰り返し、食道や口腔内を傷つける場合もある。このような場合は、反芻や嘔吐をしていないときの状況を参考にしながら、習慣を消失させていく環境をつくる。

反芻

一度食べたものを再び胃から口の中に戻し、吐き出したり、飲み込んだりすること。ストレスで吐く場合もあるが、無理やり食べさせたときに丸のみし、詰まらせて吐くことで、吐くと食べさせられないと学習し、続いてしまう場合や、吐くことが感覚遊びになり続けてしまう場合などもある。

（5） 食事自助具の工夫

障害のある子どもにとっても、食事は食べたいタイミングで、食べたいものを自分で食べられるほうがより楽しい食事になる。

食事用自助具の利用による負担が大きくならないように、自助具の特徴と使用方法を熟知し、個々の摂食能力に応じて自助具の利用ができるような支援をするとよい。

捕食が弱い場合、スプーンは幅が口の幅の3分の2くらいを目安とし、ボール部が浅く平らなほうが捕食しやすい。スプーンを噛んでしまう場合は金属よりシリコン製が適しているが、食いちぎらないように注意する。自食の場合、スプーンの柄の太さや長さ、形状を工夫するほうが把持が安定する（写真6-3）。

写真6-3 自助スプーンのいろいろ

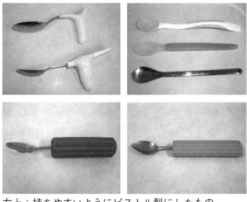

左上：持ちやすいようにピストル型にしたもの
右上：幅が狭いボール部が平らなもの、シリコンスプーン
下：グリップの太さを工夫したスプーン

写真6-4 縁の立ち上がった食器

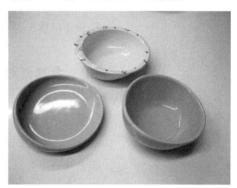

写真6-5 滑り止めマット

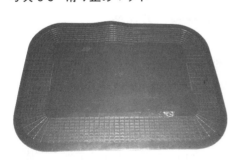

写真6-6 カットコップ

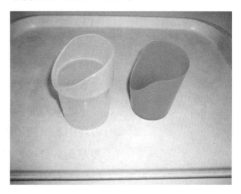

食品がすくいにくい場合は食器の縁が立ち上がっているものを利用する(写真6-4)。食器がすべって食べにくい場合は、すべり止めシートを利用するとすくいやすい(写真6-5)。カットコップは、傾けても鼻があたらず、介助者が口唇を観察しながら介助することができる(写真6-6)。

(5) 介助方法

食事介助の基本は、子どもが自ら食べることを大切にし、状況をみながら必要な支援を行うことである。介助者は子どもと同じ高さで介助する。声かけや食材を見せるなど、食物がわかるようにする。個人差があるので、口腔機能、スピードやタイミングなど、観察しながら口に入れる位置や量を配慮する。時折り姿勢の崩れや疲れを確認する。重症心身障害児の場合、食事時間は長くても40分程度にし、時間が不足の場合は高栄養のメニューを利用する。反対に早食い、丸のみの場合は、ゆっくり一口量を調整し、ペースを学習させるとよい。

(6) 食事姿勢

頭部が安定するようにし、まっすぐな姿勢から軽度前屈位をとる。上肢を屈曲させ、身体の前方に位置させる。股関節を屈曲させ臀部を支持面につける。できれば足裏が床にしっかりと着くようにする。自食を行う場合は手が使いやすいように食卓の高さを調整する(98頁、図3-7参照)。肢体不自由児や重症心身障害児などについては、療育センターや専門のスタッフに確認する必要がある。

(7) 障害のある子どもの家庭との連携

偏食、肥満などの食事に関する課題は、施設だけで支援を行っても改善がむずかしく、家庭との連携が必要である。

家庭との連携は、なぜ生活を変えなければいけないのか、その理由を家族に理解してもらう必要がある。また「子どもが必要だから食べたがっている」といった誤解もあるので、家族の気持ちを聞きながら、家族が実施しやすい方法を提案する。聞

き取りでは状態把握が不十分になりやすいので、食事の記録から提案内容を検討するとよい。

❶食べ方や量について

菓子やジュース、牛乳、ミルク、炭水化物の量などエネルギーを取りすぎているものを少しずつ減らし、食べる量を安定させ、配慮しながら給食が手にできるようにしていく。

❷毎食、赤（たんぱく質）・黄（炭水化物）・緑（野菜）をそろえる

毎回の食事を確実に食べてほしいため、好きなものだけをそろえてしまいがちになる。そのため、野菜（緑）など食べられるものがあっても減らしてしまい、炭水化物（黄）を食べすぎていることが多い。毎食、赤・黄・緑を食卓にそろえる。緑が限られている場合は、同じ食材が続いても緑のグループのものを提供してもらう。食べなくても自分の食事と認識してもらうために、見せるだけであったとしても家族と同じものを並べる。

❸温めないと食べない場合や味の濃いものを好む場合

温める場合はレンジで何秒、ふりかけなら何 g か決めるなどの支援を行う。家庭でも施設と同じ条件で刺激を減らしていかないと味覚の状態が改善されないので、実施しやすい内容を提案し、家庭と施設とで同時に行う。

❹家庭で実施しやすいよう支援する

家庭で生活パターンを変えるのはむずかしい。カードや花丸シール帳、絵カードなどを施設で子どもが使用できるようにし、家庭でも同じことを行ってもらう。施設で食べられるようになったものの調理法がわからない場合は、絵入りのレシピを渡したり、一緒に調理をするなど、保護者の状態に合わせて伝える。調理がむずかしい保護者の場合は、通信販売、コンビニ、スーパーの総菜などの利用や何を買うかなどを相談する。

(8)　就学・将来を見据えた指導

偏食、肥満は将来的に生活習慣病につながることも懸念される。給食のエネルギーは平均的なものであり、個人差の大きい

障害児には、過剰になることが多い。就学先の偏食対応、口腔機能に合わせた食形態の提供状況、子どもの摂食がわかる支援の状況を把握し、保護者が体重管理、給食量の調整、将来に必要な対応を継続してできるように、学校への啓発、伝達できる具体的な方法を提案していく必要がある。

学習のふりかえり

1 発熱、脱水症、下痢・嘔吐など、症状ごとに配慮すべき点を把握できたか。

2 摂食行動に問題がある子どもに対する適切な食習慣の形成や生活リズムの改善を理解できたか。

3 食物アレルギーがある場合の対応のポイントは理解できたか。

4 障害のある子どもについて、口腔機能発達の状態や支援法を把握できたか。

5 障害のある子どもの偏食の原因を理解し、それぞれのケースの対応方法を把握できたか。

参考文献：
1. 厚生労働省「保育所における食事の提供ガイドライン」2012年。
2. 『病児・病後児保育における保育士・看護師等のためのハンドブック』平成26年度厚生労働科学研究費補助金「病児・病後児の実態把握と質向上に関する研究」2015年。
3. 厚生労働省「平成27年度乳幼児栄養調査結果の概要」2015年。
4. 消費者庁「平成27年度食物アレルギーに関連する食品表示に関する調査研究事業報告書」2016年。
5. 「ぜん息予防のためのよくわかる食物アレルギー対応ガイドブック2014」環境再生保全機構、2014年。
6. 厚生労働省「保育所におけるアレルギー対応ガイドライン」2011年。
7. 大矢幸弘編監『子どものアレルギー──アトピー性皮膚炎・食物アレルギー・ぜんそく』文藝春秋、2017年。
8. 成田雅美「食物アレルギーとアトピー性皮膚炎の関係　どちらが先か？」

『チャイルドヘルス』診断と治療社、14巻1号、2011年、4〜8頁。

9. E. ショプラー編著、田川元康監訳、梅永雄二ら訳『自閉症への親の支援—TEACCH入門』黎明書房、2003年。

10. 白石正久『自閉症児の世界をひろげる発達的理解　乳幼児期から青年・成人期までの生活と教育』かもがわ出版、2007年。

11. 小林昭夫・早川浩編『小児食事療法マニュアル』金原出版、1995年。

12. 藤井葉子・山根希代子「自閉症における偏食・食行動異常を含む食事の問題への対応」『小児の精神と神経』日本小児精神神経学会編、日本小児精神神経学会、第55巻2号、2015年。

13. 新 保育士養成講座編纂委員会編『新　保育士養成講座　第8巻　子どもの食と栄養』全国社会福祉協議会、2018年。

14. 田角勝・向井美惠編著『小児の摂食・嚥下リハビリテーション』医歯薬出版、2006年。

15. 全国児童発達支援協議会編、加藤正仁・宮田広善監『発達支援学　その理論と実践—育ちが気になる子の子育て支援体系』協同医書出版社、2011年。

項　　目　　索　　引

（あいうえお順）

あ

亜鉛（Zn）　40
遊び食べ　106
アトピー性皮膚炎　202
アナフィラキシー　200, 204
アミノ酸　37
アミラーゼ　29, 32
アミロース　32
アミロペクチン　32
アラキドン酸　36
アルコール　73
α-リノレン酸　36
アルブミン　38
アレルギー　200
アレルギー疾患生活管理指導表　201

い

育児用ミルク　74, 77, 81
育児用ミルクの調乳法　76
イコサペンタエン酸（EPA）　36
異食　216
一汁二菜　100
一価不飽和脂肪酸　34, 36
イマジネーション（想像力）　213
インスリン　198

え

栄養　28
栄養教諭　112
栄養ケア・マネジメント　188
栄養士　158
栄養素　28
エネルギー産生栄養素　19, 129
エネルギー摂取量　127
エピペン®筋肉注射　204

エリスリトール　33
嚥下反射　62
塩分制限　199

お

嘔吐　194
オキシトシン　65
オタワ憲章　11

か

外食　173
カウプ指数　121, 207
化学的消化　30
学習障害　209
過食　216
学校給食　109
学校給食実施状況　112
学校給食摂取基準　113
学校保健統計　107
活動代謝　45
果糖　31
カフェイン　73
カラギーナン　31
ガラクトース　30, 31
カリウム（K）　40, 53
カルシウム（Ca）　40, 54
間食　102, 171
感染症　193
γ-グロブリン　38

き

機械的消化　30
キシリトール　33
基礎代謝　44
基礎代謝量　44
機能性非栄養成分　33

キモトリプシン　29，37

嗅覚過敏　213

吸収　28

給食運営会議　184

教育的側面　147

拒食　212

く

グリコーゲン　32

グリセロール　34

グルコース　30

グルコマンナン　31

け

経口補水液（ORS）　194

解熱剤　194

下痢　194

健康観　10

健康増進法　46

健康日本21　11，127，133

言語機能障害　207

検収　180

検食　181

こ

抗けいれん剤　208

抗原特異的IgE抗体　201

口内炎　195

国民健康・栄養調査　16，127

孤食　24，120，171

コレシストキニン　65

コレステロール　35

混合栄養　66，70，78

さ

最初の1,000日間　124

サイトメガロウイルス（CMV）　72

サプリメント　174

酸・塩基平衡　40

3大栄養素　28

し

視覚障害　207

脂質　28，34

自然寛解　202

肢体不自由　207

児童生徒の健康状態サーベイランス事
　業の調査　16

児童福祉施設　8，175

児童福祉施設における食事の提供ガイ
　ド　10，177

児童福祉施設の設備及び運営に関する
　基準　8，143，179，183

児童福祉法　8，175

児童養護施設　186

自閉症　209

脂肪エネルギー比率　129

脂肪酸　34

射乳ホルモン　65

修正月齢　95

終末殺菌法　76

授乳・離乳の支援ガイド　79，183，
　185

授乳開始時期　68

授乳間隔　68，77

授乳時間　69

消化　28

障害児施設　188

消化液　30

消化器系　28

消化酵素　29

小食　105，196

脂溶性ビタミン　36，39

小腸上皮細胞　29

少糖類　31

小児期メタボリックシンドローム
　123

食育　140，176

食育基本法　10，140
食後の熱産生（食事誘発性熱産生）
　44，45
食事自助具　217
食餌療法　198
食生活　14
食生活指針　15
食の外部化　24
食物アレルギー　116，199，200，
　201
食物アレルギー発症予防　204
食物除去　201
食物繊維　32，33，53
食物連鎖　74
食欲不振　93
食を営む力　10
触覚過敏　213
ショ糖　32
初乳　66
自律授乳　68，76
自律授乳法　68
心臓・腎臓障害　207
身体活動　44，45
身体障害　207
浸透圧　40
心理的な負担　206

す

推奨量　47
水分制限　199
水分代謝　41
水分必要量　41
水溶性食物繊維　33
水溶性ビタミン　39
健やか親子21　11

せ

生活習慣病　219
生活全体の質　206

生活の質（Quality of Life：QOL）　13
生活リズム　23，117，168，197
成熟乳　66
成人病胎児期発症起源説　125
成長曲線　77，86，185
成長曲線（身体発育曲線）　49
成分表示　102
摂食行動　96
セルロース　32，33

そ

早産児　95
増粘剤　212
咀嚼　212
咀嚼機能　97
卒乳　70
ソルビトール　33

た

ダイオキシン　74
体格（BMI：body mass index）　47
体格指数　185
体調不良児　192
胎便　66
耐容上限量　48
大量調理施設衛生管理マニュアル
　180
タウリン　64，66
ダウン症　208
多価不飽和脂肪酸　34，36
脱水症　193，194
多糖類　31
たばこ　73
単一処方　76
単一調乳　75
炭水化物（糖質）　28，31
単糖類　31
断乳　70
たんぱく質　28，37，49

ち

知的障害　207
中性脂肪　34，35
聴覚障害　207
朝食　170
朝食欠食　20，118，197

て

鉄（Fe）　40
手づかみ食べ　82，96，97
でんぷん　32

と

銅（Cu）　40
糖アルコール　33
糖質　32
特殊ミルク（治療乳）　75
特発性乳児ビタミンK欠乏性出血症
　72
ドコサヘキサエン酸（DHA）　36
吐乳　70
トランス脂肪酸　34
トリアシルグリセロール　35
トリプシン　29，37

な

ナイアシン　42
中食　173
ナトリウム（Na）　40
難消化性オリゴ糖　33

に

ニコチン　73
二糖類　32
日本人の食事摂取基準　46，112，
　129，177
乳児院　185
乳歯の萌出時期　96

乳児ボツリヌス症　81
乳児用調製粉乳　74
乳糖　31，32
乳幼児栄養調査　16，168，170
乳幼児突然死症候群（SIDS）　64，73
妊産婦のための食事バランスガイド
　127
妊産婦のための食生活指針　127

は

麦芽糖　32
箸　97
発育曲線　107
発達障害　196，207
早寝早起き朝ごはん　169
反芻　216
パントテン酸　43

ひ

ビオチン　43
非感染性慢性疾患　126
ビタミン　28，39
ビタミンA　42
ビタミンB_1　42
ビタミンB_{12}　43
ビタミンB_2　42
ビタミンB_6　43
ビタミンC　43
ビタミンD　42，53
ビタミンE　42
ビタミンK　42，53
必須アミノ酸　37
必須脂肪酸　36
必要最小限の食物除去　202
非でんぷん性多糖類　32
一口量　97
ヒト免疫不全ウイルス（HIV）　72
ビフィズス菌　72
ビフィズス菌増殖因子　64

肥満　103, 121, 197
肥満度　121, 178
病児・病後児　193
ビリルビン　71

ふ

フォローアップミルク　92
不可欠アミノ酸　37
ブドウ糖　31
不溶性食物繊維　33
フルクトース　30
フレイルティ・サイクル　135
プレグナンジオール　71
分泌型免疫グロブリンA（slgA）　63

へ

ペクチン　31, 32
ベビーフード　91
ペプシン　37
ペプチダーゼ　37
ペプチド　29, 37
ヘモグロビン　38
ヘルスプロモーション（健康づくり）
　11
偏食　105, 196
弁当箱　100
便秘　198

ほ

保育所　181
保育所における食育に関する指針　5,
　144, 145, 148
保育所における食事の提供ガイドライ
　ン　10, 181
保育所保育指針　9, 140
保育所保育指針解説　9
飽和脂肪酸　34, 36
母性ホルモン（プロラクチン）　65
母乳栄養　66

哺乳反射　80
母乳不足感　70
母乳分泌不足　78
ホルモン　38

ま

膜消化　32
マグネシウム（Mg）　40
マタニティブルー　65
丸のみ　106
マンガン（Mn）　40

み

味覚過敏　211
ミネラル　28, 39

む

無機質　39
無菌操作法　76, 77
むし歯予防　102

め

目安量　47
免疫グロブリンA　66

も

目標量　48
門脈　32, 35, 37

ゆ

遊離アミノ酸　37

よ

養護的側面　147
葉酸　43
幼児身長体重曲線　178
幼児の食事バランスガイド　100
ヨウ素（I）　40
幼稚園教育要領　142

幼保連携型認定こども園教育・保育要
　領　9, 142

ら

ライフサイクルチェーン　124
ラクトース　64
ラクトフェリン　63, 66, 71

り

リゾチーム　64, 71
離乳食　79
離乳の意義　79
離乳の完了　82
離乳の進め方の目安　79, 85, 88
離乳の必要性　79
リノール酸　36
リポたんぱく質　36
リン（P）　40
リン脂質　34

れ

冷凍母乳　71

ろ

ローレル指数　121

A

AD/HD　209

D

Developmental Origins of Health and
　Disease（DOHaD）　125

H

HACCP　180

P

PDCA サイクル　54, 156, 177

W

WHO 憲章　10

『最新　保育士養成講座』総括編纂委員会

■

委員長　柏女　霊峰　淑徳大学教授

秋田喜代美　東京大学大学院教授
岩田　　力　学校法人渡辺学園常務理事／東京家政大学大学院客員教授
北野　幸子　神戸大学大学院准教授
山縣　文治　関西大学教授

2019 年 1 月現在

執筆代表者

堤　ちはる　相模女子大学教授
藤澤由美子　和洋女子大学教授

執筆者（執筆順）

堤　ちはる　　相模女子大学教授 ･･････････････････････ 序章／第3章 第1～3節
師岡　章　　　白梅学園大学教授 ････････････････････････････ 第1章 第1節
藤澤由美子　　和洋女子大学教授 ･･････････････ 第1章 第2節／第3章 第5節
多田　由紀　　東京農業大学准教授 ･･････････････ 第2章 第1節／第4章 第1節
清野富久江　　元内閣府食育推進室参事官補佐
　　　　　　　････････････････････････････････ 第2章 第1・2節／第4章
太田百合子　　東洋大学非常勤講師 ･･････････････････････････ 第3章 第4節
吉池　信男　　青森県立保健大学教授 ･････････････････････････ 第3章 第6節
祓川　摩有　　聖徳大学准教授 ･････････････････････････････ 第5章 第1節
池谷真梨子　　和洋女子大学助教 ･･･････････････････････････ 第5章 第2節
成田　雅美　　東京都立小児総合医療センター アレルギー科医長
　　　　　　　･･･ 第6章 第1・2節
藤井　葉子　　広島西部こども療育センター管理栄養士 ･････ 第6章 第3節

2019年7月現在

最新　保育士養成講座　第8巻
子どもの食と栄養

発　行	2019年9月17日　初版第1刷発行
編　集	『最新　保育士養成講座』総括編纂委員会
発行者	笹尾　勝
発行所	社会福祉法人　全国社会福祉協議会
	〒100-8980　東京都千代田区霞が関3-3-2　新霞が関ビル
	TEL：03-3581-9511　　郵便振替：00160-5-38440
定　価	本体1,900円（税別）
印刷所	加藤文明社

禁複製

ISBN978-4-7935-1311-4　C0336　¥1900E